A SEMENTE
DA VITÓRIA

Dados Internacionais de Catalogação na Publicação (CIP)
(Jeane Passos de Souza – CRB 8ª/6189)

Ribeiro, Nuno Cobra
   A semente da vitória / Nuno Cobra Ribeiro. – 104ª ed. –
São Paulo : Editora Senac São Paulo, 2017.

   ISBN 978-85-396-0654-2

   1. Aptidão física 2. Realização pessoal 3. Saúde
4. Sucesso I. Título.

17-467s   CDD-613.7
                                                           HEA000000

            Índice para catálogo sistemático:
   1. Método Nuno Cobra : Condicionamento físico :
          Educação física   613.7

A SEMENTE DA VITÓRIA

NUNO COBRA

104ª edição

Editora Senac São Paulo – São Paulo – 2017

ADMINISTRAÇÃO REGIONAL DO SENAC NO ESTADO DE SÃO PAULO

Presidente do Conselho Regional: Abram Szajman
Diretor do Departamento Regional: Luiz Francisco de A. Salgado
Superintendente Universitário e de Desenvolvimento: Luiz Carlos Dourado

EDITORA SENAC SÃO PAULO

Conselho Editorial: Luiz Francisco de A. Salgado
Luiz Carlos Dourado
Darcio Sayad Maia
Lucila Mara Sbrana Sciotti
Luís Américo Tousi Botelho

Gerente/Publisher: Luís Américo Tousi Botelho
Coordenação Editorial: Verônica Pirani de Oliveira
Prospecção: Andreza Fernandes dos Passos de Paula, Dolores Crisci Manzano, Paloma Marques Sar
Administrativo: Marina P. Alves
Comercial: Aldair Novais Pereira
Comunicação e Eventos: Tania Mayumi Doyama Natal

Copidesque: Silvia Risette
Edição de Texto: Lucy Dias
Preparação de Texto: Luiz Carlos Cardoso
Revisão de Texto: Adalberto Luís de Oliveira, Edna Viana, Ivone P. B. Groenitz,
Léia Fontes Guimarães
Elaboração de Textos Institucionais: Luiz Carlos Cardoso
Projeto Gráfico e Diagramação: Fabiana Fernandes
Capa: Moema Cavalcanti, sobre ilustração de Lúcia Brandão
Foto da Orelha: Daniela Vaz
Impressão e Acabamento: Rettec

Proibida a reprodução sem autorização expressa.
Todos os direitos desta edição reservados à
Editora Senac São Paulo
Av. Engenheiro Eusébio Stevaux, 823 – Prédio Editora
Jurubatuba – CEP 04696-000 – São Paulo – SP
Tel. (11) 2187-4450
editora@sp.senac.br
https://www.editorasenacsp.com.br

© Nuno Cobra, 2000

e-mail do autor: atendimento@nunocobra.com.br

Sumário

07 **Nota do editor**

09 **Prefácio**

11 **Introdução**

15 **Capítulo I**
A força de uma experiência

27 **Capítulo II**
Meu primeiro aluno

35 **Capítulo III**
Trabalhando o físico, o mental, o espiritual
e o emocional

59 **Capítulo IV**
Saúde é entusiasmo, é disposição, é alegria de viver

77 **Capítulo V**
O sono é decisivo na manutenção e elevação
de seu nível de saúde

97 **Capítulo VI**
Rompendo velhos hábitos para ganhar nova vida

125 **Capítulo VII**
A necessidade vital de movimento

155 **Capítulo VIII**
Acorde o seu deus dormente

171 **Capítulo IX**
Praticando a ecologia interior

181 **Capítulo X**
Depoimentos de alguns pupilos

221 **Capítulo XI**
Encantador é cada momento

225 **Sobre o autor**

Nota do editor

Nuno Cobra, um profissional com mais de cinquenta anos de atividade, poderia inscrever em seu currículo até mesmo a contribuição para feitos admirados no mundo inteiro, como a conquista de campeonatos de Fórmula 1 do automobilismo. Inscreveria também certas antecipações a que a psicologia deste limiar de século dá ênfase, como a referente à inteligência da emoção – ele fala disso há muitos anos, conforme uma legião de pessoas que já o ouviram pode testemunhar.

O Método Nuno Cobra, conhecido no país e além-fronteiras, não dispunha, porém, de uma formulação a que tivessem acesso os que não são "pupilos" diretos de seu autor, participantes de *workshops* que ele orienta ou ouvintes das palestras que ministra.

A semente da vitória é esse livro que faltava, o primeiro que Nuno Cobra publica. Ele o fez como uma exposição de motivos e propósitos pelos quais criou seu Método. E o fez bem à sua maneira entusiástica, generosa, energizada pela vontade de mudar a vida dos que se beneficiam das suas ideias. Mudar para muito melhor essa vida que é uma só e é o bem mais precioso entre todos que temos.

A transformação como avanço qualitativo sempre constituiu um objetivo do Senac São Paulo em seu trabalho educacional. Este livro propõe uma transformação pela conquista da saúde, radical e otimista, como é próprio de Nuno Cobra e seu Método.

Prefácio

O Nuno é uma pessoa predestinada ao especial! Uma estrela que viaja a todo instante pelo universo de todas as pessoas que toca. Tem a magistralidade suprema do desenvolvimento de todo potencial humano.

Preenche os espaços do ambiente em que se encontra com a magia de sua energia e a plena convicção de que viver é beber da comunhão do amor que cada ser humano carrega.

Ama o que faz! Transforma cada pessoa que toca com tal serenidade que a notoriedade de seus gestos faz encantar e suplantar o lado irresoluto da vida.

Traz assentada no coração a leveza de cada momento e a certeza de todas as possibilidades que cada ser humano carrega no desabrochar para a vida.

É o mestre do fazer – e do deixar acontecer como resposta sempre extrema de todo enredo do crescer. Tem a palavra-chave de que cada pessoa precisa – no momento-chave preciso de cada pessoa.

Deixa penetrar a perspectiva de cada dia simplesmente porque existe sempre a perspectiva de um novo dia. E porque a alegria é seu combustível em cada novo alvorecer.

Ter a bênção de viver a seu lado, ter a honra de participar na realização deste livro e poder compartilhar sua filosofia e seu trabalho é como viver um pouquinho de Deus na Terra com sua contundente inteireza de caráter, compaixão e fluxo forte de verdades a nos escancarar a alma a todo instante. Porque nos prova que o certo e o errado não existem e que tudo sempre tem uma mensagem.

Sua imagem é muito mais abrangente do que qualquer palavra que se ouse utilizar.

É o arquétipo do amor! E o protótipo da certeza do encantamento com a vida que lhe rodeia a alma em seu mais profundo esplendor.

Ele é assim... Muito mais que apenas mestre, é a prova de que a felicidade existe e que vive forte dentro de cada um de nós.

É único! Penetra todas as almas e verdades porque, mesmo sabendo que nunca se sabe ao certo o que está por vir, nos faz a todo instante experimentar que o acreditar é o que faz a diferença. Porque realmente faz...

Dra. Silvia Risette
Especialista no Método Nuno Cobra

Introdução

Este livro é uma viagem por várias estradas de sucesso. Uma viagem pela vida de muitas pessoas que acreditaram em meu método e souberam se transformar incrivelmente ao descobrir que o homem pode ser vitorioso, superando as batalhas contra o negativismo e o derrotismo, expandindo seus limites a níveis inimagináveis.

Mas é também uma viagem através de minha própria vida, que se fez contundente e maravilhosa pelo acreditar perene nas possibilidades infinitas de todas as pessoas.

Estivemos juntos na caminhada mágica de descoberta de uma nova realidade, vendo acontecer o aperfeiçoamento do potencial humano, que permite saltar sobre as barreiras que a vida nos apresenta. Eu e meus atletas profissionais. Eu e meus atletas empresários. Eu e meus discípulos pobres, deficientes, delinquentes, presidiários e alunos das escolas públicas por onde passei. Enfim, eu e todos os meus pupilos.

Tudo aconteceu por intuição, por garra, por dedicação. Estudei muito, mas também deixei-me levar pelo coração. Porque sempre quis compartilhar meu aprendizado de vida com as outras pessoas. Por isso, a essência do Método Nuno Cobra é o amor.

Além das fundamentações científicas, a base do meu método é o amor que vejo em cada ser humano que me procura e a percepção do enorme potencial que carrega.

Este é o talento que Deus me deu para ajudar as pessoas a descobrirem a extraordinária força que existe nelas, fazendo-as perceber-se mais fortes e capazes, possibilitando transformações inacreditáveis.

O que antes parecia impossível torna-se possível quando alguém se sente apto a transpor todos os obstáculos, conhecendo a sua verdadeira grandeza interior.

Quando uma pessoa começa o trabalho comigo, o primeiro passo é despertá-la para o encantamento com a vida, com ela própria e com seus semelhantes. Os bons aspectos que estão adormecidos em seu interior florescem e então ela se dá conta da extraordinária força que possui para realizar tudo o que pensa.

O livro tem a ver com o sucesso! E tem a ver também com o acreditar.

A visualização da atitude mental positiva é importante, mas no meu método isso vem casado com as modificações que a própria pessoa consegue na reestruturação física de seu corpo. A mudança corporal também faz a mente muito mais forte.

O acreditar torna-se algo palpável porque surge de uma realidade que cada um pode modificar – e da prova mais concreta que temos, que é o corpo. Quando mexemos na raiz da pessoa, transformando seu físico, estamos também fortalecendo e direcionando sua mente, desenvolvendo suas emoções, elaborando e dimensionando a sua espiritualidade.

A sociedade massacra o indivíduo. Coloca nele o medo, o pecado e a insignificância da vida. Despersonaliza e destrói sua sensibilidade e coragem, fazendo-o esquecer a perfeição que realmente é.

Deus nos fez para a felicidade, para a alegria.

Meu trabalho é fazer a pessoa voltar ao âmago de sua essência de beleza e divindade, que cada um carrega em si.

Nós somos o que pensamos. Mas o homem, aprisionando a voz profunda e sábia do coração, deixando-se levar apenas pelo raciocínio lógico, acaba vítima dos condicionamentos que a sociedade e a cultura impõem. Torna-se frágil e limitado.

Temos de fazer o caminho inverso, redescobrir que somos fortes e que os limites, na verdade, não existem. São criados por nós e vigoram apenas em nossa cabeça.

A chave para essa reconquista é o corpo. Ele é aquilo que de mais palpável podemos modificar e construir. Por isso o meu método trata do aprimoramento físico, por meio de uma prática que é caminho seguro para o aprendizado. Mas junto com essa modelagem corporal existe a modelagem mental. Com ela você moldará seu ideal de sucesso, mentalizando-se vencedor.

Quando a pessoa se desenvolve como um todo a partir do corpo, ganhando nova estrutura, gera autoestima e consciência de sua capacidade de conquista, amplia suas possibilidades de realização. A partir daí cria também uma modelagem mental de sucesso. Assim vence o bombardeio de todas as negatividades e resgata o seu poder espiritual, esquecido em um canto qualquer da alma.

Percebendo-se mais forte, lembrando-se de que possui infinitas possibilidades, você pode partir para ilimitadas conquistas. Ao trabalhar no sentido de obter uma mente saudável, materializamos o assombroso talento que Deus nos ofereceu de saúde e perfeição, de sucesso e felicidade. Passamos a dirigir nosso destino, a acreditar em nosso prodigioso potencial, pois todos somos dotados do potencial da perfectibilidade.

Cada ser humano é uma estrela, tem luz própria e brilho particular. Integrando essa infinita força que advém do cosmo e que em nós se revela, brilhando sempre mais, podemos iluminar quem dessa luz precise.

Se um dia, a partir de uma gigantesca explosão, o Universo e a própria vida foram gerados, como negar que somos parte integrante dessa força universal, que nos dá o direito de sentir a vida em sua plenitude, em toda a sua grandeza e perfeição?

Esse resgate das origens e raízes é fundamental para a nossa sobrevivência nos dias atuais. Além de ser incrivelmente gratificante, como você sentirá e compreenderá nas páginas que se seguem.

*Chegar ao cérebro pelo músculo e
ao espírito pelo corpo.*

A força de uma experiência

Capítulo I

São José do Rio Pardo, 1950. Os ruídos de marretas e bigornas pareciam uma encantada melodia passeando pela intimidade dos meus ouvidos. Eu, um garoto magro, franzino e inibido, espreitava, admirado, a intensa movimentação de cavalos puro-sangue e ferraduras incandescentes que saíam da forja.

Toda a minha atenção estava voltada para um rapaz muito forte que, girando no ar com extrema facilidade uma marreta de 10 quilos, deixava à flor da pele negra, reluzente de suor, uma exuberante musculatura.

Isso me fascinava. Poderia eu também conseguir tantos músculos? Seria possível eu também ficar forte? Já tinha estado ali à espreita muitas tardes e sabia que estaria em muitas outras.

Precisava munir-me de coragem para abordar o rapaz. No momento, só o que queria era realizar o sonho de modificar meu corpo com o auxílio dessa fascinante figura, cujo nome era Pedro Pexexa, um ferreiro de profissão e líder de um grupo de pescadores nessa distante São José da década de 1950.

Apesar de magro e fraco, eu pressentia que se o Pedro me ajudasse, eu conseguiria me transformar completamente. Tive uma educação muito rígida, como era próprio da época, e isso dificultava aproximar-me de uma pessoa estranha, principalmente por ela representar, para mim, uma épica figura. Muito magro e fraco, eu era também muito acanhado.

Mas sentia algo dentro de mim. Uma intuição que falava alto. Era capaz de acreditar na possibilidade de fazer alguma coisa concreta e passava horas imaginando se essa aproximação ainda demoraria a acontecer.

O que não podia imaginar era que o contato com essa pessoa tão especial mudaria toda a minha vida.

■ ■ ■

São José foi onde o engenheiro Euclides da Cunha escreveu *Os sertões* enquanto construía a ponte de aço sobre o rio Pardo em 1901. Todos os anos, de 9 a 15 de agosto, festejava-se o aniversário do grande escritor, reunindo pessoas de todo o Brasil, em vários tipos de competição que incluíam uma concorrida maratona intelectual. Era a famosa Semana Euclidiana.

Pedro Nogueira, Pexexa, era uma pessoa que fascinava a gente da cidade por sua bravura ao enfrentar desafios, sempre com feitos admiráveis. Era destaque de força e habilidade na Semana Euclidiana, principalmente em luta livre e boxe.

Havia por isso a curiosidade de outros atletas, experientes nadadores da capital, no sentido de desafiá-lo em provas no rio Pardo. Pedro prevenia para o perigo do rio. Dizia que era completamente diferente de tudo o que eles conheciam, mas eles insistiam em nadar em suas águas bravias. Era um rio perigoso, não era uma piscina, e sempre causava vítimas de afogamento – mesmo que fossem campeões de natação. Aquilo tudo era muito triste, mas, por mais que a turma do Pedro falasse, de nada adiantava.

Vinha o Corpo de Bombeiros de São Paulo com equipamentos de mergulho, em vão: era sempre o Pedro que, sem nenhum equipamento, conseguia encontrar e resgatar as vítimas nas profundas águas do Pardo. Dessa maneira, ele era admirado por todos na cidade pela bravura e destemor. Enfrentava também com muita coragem a escola noturna para resgatar, já em idade avançada, os estudos aos quais, como arrimo de família, não pudera se dedicar em idade adequada.

Ele era o líder de um grupo de pescadores que se reunia na ilha São Pedro, nas cercanias da cidade, onde havia uma ponte pênsil feita de tábuas de madeira afastadas umas das outras, deixando ver o temível rio que se move logo embaixo. Anos depois eu passaria veloz por debaixo dessa ponte, provocando uma reação admirável em minha alma devido às abruptas corredeiras – a mesma ponte que, no início, eu só conseguia atravessar devagarinho, segurando com força nos seus cabos de aço laterais, cheio de medo e insegurança.

Pedro era bem mais velho que eu e tinha uma experiência de vida admirável. O que ele dizia fazia muito sentido para mim, pois eram coisas que eu tinha visto em livros e de que os professores da escola não falavam.

Em contato tão intenso com a natureza do rio, na presença solene das matas, fui desenvolvendo um outro lado que a convivência com os colegas de escola e da sociedade rio-pardense não me apresentara.

Um novo mundo que conheci com Pedro modificaria por completo toda a minha vida, fazendo-me ver as coisas de forma natural, gostosa e muito intensa, que, certamente, sem esse encontro, eu não conheceria. Tinha agora outra turma de influência, bem diferente da constituída pelas pessoas que se reuniam no clube rio-pardense. Descobri um lado inóspito da vida com uma sabedoria que impregnaria todo o meu ser – pendi mais para esse lado.

A natureza me fascinava. Pedro me ensinou a nadar, a varejar, que é ficar em pé em cima de uma canoa manobrando uma vara de bambu que empurra e estabelece a direção. A ponta da vara finca nas pedras do fundo das corredeiras. Era uma manobra difícil que requeria coordenação motora e muita força nos braços e abdome. Ele me ensinou a saltar de galho em galho nas altas árvores, o que exigia intenso trabalho de antebraços. Mas o mais admirável de tudo eram suas colocações sobre a vida, depois de nossas lutas greco-romanas travadas no centro da ilha.

Sentados em folhas secas sob árvores imensas que encobriam totalmente o céu, ele falava dos clássicos da Grécia. Gostava especialmente do *Banquete*, de Platão, com sua filosofia que sabia de cor e que me embevecia.

Percebi que meus estudos acadêmicos nada tinham a ver com o que realmente importava e que os professores cobravam muito sobre assuntos pouco ou nada ligados com a vida. O ensino tradicional aborrecia-me, afastei-me dele; com isso aborreci minha mãe, que lutava para me dar um diploma – seu sonho e sua imensa preocupação.

Foi uma fase difícil para ela, por eu me aventurar em lugar tão perigoso e começar a me desinteressar pelos estudos regulares. Mas isso faria toda a diferença. Ali, envolvido com aquele apaixonante rio e recebendo aulas de vida do Pedro, eu moldava meu caráter e desenvolvia uma personalidade combativa e destemida. Ele tinha uma visão diferente das coisas que certamente me diferenciaria no curso da vida. Dizia: "Não se deve lutar com quem não se gosta, para não se igualar a quem você repudia".

Meu maior desafio naquele rio foi aprender a manejar tão bem o varejão que era capaz de subir em pé na canoa, com as violentas corredeiras no trecho sob a ponte pênsil. Varejar entre as pedras traiçoeiras era um desafio que mexia com algo profundo em minha alma. Se pensasse: "Será que a canoa vai suportar?" ou "Será que vou embicar e bater nas pedras?", estaria morto. Não podia ter "será"...

Às vezes, quando chovia muito de madrugada, o dia amanhecia com o rio caudaloso, "bufando", como diziam os pescadores da região, assustando quem chegasse perto das margens. Nessas condições eu tinha de fazer como os demais: vestido só com um calçãozinho, enregelado de frio, atirava-me de cabeça do bico mais alto da ponte construída por Euclides da Cunha em direção às águas que formavam bravias correntezas. Era um impacto tão incrivelmente forte que quase me tirava o fôlego, mas que também fortificava meu espírito.

Essa atitude corajosa e decisiva de enfrentar os mistérios do rio, sem enxergar direito em que abismo caudaloso me lançava, fazia com que controlasse minhas emoções e tirasse, sem saber de onde, a necessária coragem que ia aumentando minha confiança e, acima de tudo, dando têmpera a meu caráter.

Foi quando aprendi com Pexexa minha grande e profunda lição. Ele me ensinou que coragem só é mesmo coragem quando sentimos um imenso medo. Dizia ele que, quando nos arremessamos a fazer alguma coisa que em princípio exige coragem, deve existir junto uma dose de medo, senão a empreitada se revela irresponsável. Pode-se estar diante de uma loucura, de um desatino ou estupidez.

A coragem é justamente sentir o medo que enrijece a alma e o poder de enfrentar o desafio serena e positivamente. Dizia ele que o medo faz parte da história, é necessário para acordar o organismo e fazê-lo reagir com todos os seus recursos.

Naquela situação ameaçadora, o rio ficava com uma cara tão feia que eu tinha de solicitar do meu espírito o máximo envolvimento para oferecer ao corpo a força necessária a dar conta do recado. Percebia que um coquetel de estimulantes invadia minha corrente sanguínea, permitindo-me reagir com cada milímetro dos meus músculos e toda a minha astúcia. Podia, dessa maneira, sentir claramente o valor de uma verdadeira coragem.

Era a emoção me ajudando, me impelindo com tal poder que só assim eu conseguia a determinação necessária para enfrentar o estupendo desafio.

Tinha de ter a maior concentração. Nada podia estar em desatino em mim. Nenhum fio de dúvida podia atravessar meu cérebro. Apenas a absoluta certeza de que venceria. Qualquer vacilação representava risco de vida.

Foram essas oportunidades de desafiar meu espírito, antes acomodado e inibido, que fizeram com que me soltasse por inteiro e me tornasse dono absoluto do meu corpo, fixado agora em uma nova verdade, resoluto e decidido.

Essas aventuras do meu espírito integrado em meu corpo moldaram-me o caráter na rudeza das provas e fixaram de forma indelével minha personalidade. A necessidade de superação constante dos obstáculos anteriormente intransponíveis mostrou ao meu espírito suas possibilidades e seu verdadeiro poder.

Isso provocou uma mudança radical em meu comportamento. Com a autoestima fortalecida, ganhei nova disposição para haver-me com meus medos e fiquei apto a enfrentar com coragem tudo o mais que viesse desafiar-me.

■ ■ ■

Essas colossais peripécias foram vagarosa e decididamente desenvolvendo em meu interior uma força que jamais antes conceberia que existisse. Tudo ocorreu gradativamente. Foi uma bola de neve rodando favoravelmente e fazendo-me dia a dia diferente daquele garoto inseguro e tímido. Por outro lado, o contato vigoroso com tal grupo de pessoas, simples mas tão sábias, fazia-me refletir sobre a vida e colocar em xeque a cultura acadêmica, o que foi de muita valia no meu crescimento pessoal. Abordei um lado mais natural da filosofia e muito original de ver a vida.

Minha enorme transformação nas barrancas do rio Pardo foi realizando uma transferência altamente positiva para o ambiente escolar e o núcleo de minhas atividades sociais. Perceber muito depois que a total modificação de meu corpo modificaria também toda a minha emoção, todo o meu espírito, ampliando de tal forma minha concepção de vida levou-me a criar dificuldades sérias para os professores.

Quando uma pessoa resgata no próprio corpo o poder dado por Deus e tirado pela sociedade, fica espiritualmente forte. E, quando alguém fica forte espiritualmente, não engole mais o autoritarismo arrogante que o cerca. Entrei em litígio com os professores, discutia com eles – o que, na época, era absolutamente proibido. Acabava sempre suspenso e, o que era pior, obrigava minha mãe a ir à diretoria da escola a todo instante, o que me aborrecia demais.

A essa altura, eu era extraordinariamente forte, chegava a levantar um Fusca com as mãos. Tinha os braços e principalmente os antebraços muito rijos, resultado das competições que fazíamos e que consistiam em atravessar a ilha de São Pedro pulando de árvore em árvore sem pisar no chão. Eu sempre chegava entre os primeiros. Tinha desenvolvido uma capacidade incrível exercitando-me numa barra em casa. Era um fator favorável que criara para mim: os outros não tinham barra.

Ser aceito e até admirado pelo meu grupo, aos 17 anos, me fez muito bem. E, à medida que fui mudando de corpo, mudei também minha forma de pensar.

Certas coisas que achava verdadeiras tornaram-se convicção: esse era o caminho certo na vida, já não tinha dúvidas. Mudei até a forma de me relacionar com as pessoas, fiquei mais sociável, mais tranquilo, mais calmo, mais tolerante, dominava melhor minhas emoções.

Até chegar o dia em que percebi não ser mais o discípulo do Pedro Pexexa. A coisa foi fluindo, acontecendo e, de repente, eu é que já estava explicando a ele como fazer cada exercício na barra fixa.

Foi um momento de muita felicidade porque, pela primeira vez, estava com o meu mestre à frente e já ganhava dele na queda de braço, até lhe dava umas ideias, que ele comentava: "Nuno, você tem uma imaginação, faz umas analogias, que coisa bonita". Eu respondia: "Pedro, isso você já me falou um dia". Ele me devolvia: "Mas não falei exatamente assim". Pedro Pexexa foi o cara que me ajudou demais a ser quem sou, fixando valores e consolidando parâmetros de honestidade, de respeito, de tolerância, de amor e humanismo que haviam sido colocados fortemente por seu Ribeiro e dona Mariamélia, dois grandes amigos que me amavam de fato e que trago comigo até hoje bem dentro de meu coração – por sincronismo, meus pais.

■ ■ ■

Eu então já percebia que o meu espírito dependia do meu corpo e que as ações do meu corpo influenciavam as atitudes do meu espírito. Percebia, enfim, que corpo e espírito são um só.

Nascia dessa maneira uma teoria que me colocaria em confronto com a sociedade, ainda presa a conceitos de separação de corpo, espírito, mente e emoção.

Estávamos no início da década de 1950, lembrem-se, quando o espírito era propriedade da Igreja; o cérebro, da universidade; e o corpo, ah!, o corpo ainda não existia como tal.

Daí por diante, a minha vida rolou numa constante de ocorrências positivas e extremamente gratificantes, entremeadas, lógico, de grandes choques e desilusões com a realidade. Mas isso faz parte da vida.

O que importa é que eu tinha moldado meu corpo – a duras penas, diga-se – e meu corpo tinha moldado meu espírito. Ambos me levaram a ter uma cabeça segura e decidida, impedindo possíveis descontroles mentais ou emocionais. E não me faltaram oportunidades para provar que tinha de ser emocionalmente forte e mentalmente poderoso para não me desequilibrar e sair do eixo.

Era o início do meu método de trabalho. Eu já havia desenhado de forma marcante a frase que seria meu lema, apesar do assombro que causava nas pessoas havia décadas: *Chegar ao cérebro pelo músculo e ao espírito pelo corpo.*

Jamais esqueceria os esportes que tanto me desenvolveram, as lutas corporais nos fins de tarde nas barrancas do rio Pardo, as espetaculares ginásticas que pacientemente aprendi e que seriam minhas ferramentas de transformação.

Pedro ficaria marcado indelevelmente em minha alma pela sua simplicidade e profunda sabedoria. Seu exemplo de caráter e profundo respeito à natureza me acompanharia pela vida inteira. Eu costumava ficar na ponte pênsil vendo passar as águas abruptas da corredeira. Sem me dar conta, tinha criado uma forma de dispersar o pensamento. Chegava em casa muito bem disposto graças àqueles momentos de devaneio.

Esse hábito de devanear acompanhou-me pela vida. Acabei incorporando uma forma de meditação que hoje, num breve momento de qualquer situação – até mesmo andando na calçada –, posso interiorizar-me e sentir um profundo estado de tranquilidade, em que o tempo deixa de existir e eu ingresso num especial estado de consciência.

Uma tarde, já com 17 anos, sob essa mesma ponte pênsil, acabando de sair desse estado de meditação, prometi a mim mesmo colocar minha vida no caminho de ajudar as pessoas a se transformarem. Elegi isso como objetivo de vida e procurei daí em diante munir-me das ferramentas necessárias para a consecução desse ideal de vida.

Fui cursar a Escola de Educação Física para estudar o ser humano na profundidade que fosse possível. Não esperava que essa linha de pensamento arriscava não encontrar guarida no mundo intelectual da época. Simplesmente não aceitavam o ser humano como um todo indivisível. A norma era que o espírito ficasse para um lado, longe, muito longe da mente e mais longe ainda da emoção.

Foi para mim o mesmo que pregar no deserto, além de ser motivo de chacota, a tentativa que fiz de propor um pensamento desse tipo em várias universidades. Recolhi-me profundamente, e só consegui chegar aonde cheguei por estar fechado para a ciência da época. O resultado com meus pupilos sempre foi tão feérico e exultante que me forneceu energia para vencer dificuldades pelo mundo afora, como se eu percorresse uma via marginal da sociedade e do academismo. Assim cheguei a este começo de século com ideias muito próprias, que hoje acredito não ser tão agressivas e repudiadas. Acredito ser até mais facilmente compreendidas, mas naquela época...

Tudo que prego foi exatamente o que aconteceu comigo. A primeira escola de todas essas possibilidades foi minha incrível transformação e o fato de perceber a força do corpo no contexto geral da vida, quando direcionado corretamente. Acredito que se você próprio se transforma fica mais fácil transformar as outras pessoas – afinal, já se sabe o caminho e pode-se enxergar com clareza o futuro final. Quando você muda, você mesmo sempre saberá da importância do primeiro passo e da importância das pessoas que o estimulam e o empurram para cima.

■ ■ ■

Terminei o curso de Educação Física em dezembro de 1960. Já no dia 13 de janeiro de 1961 estava diante do meu primeiro desafio, num instituto de menores excepcionais carentes recém-inaugurado pelo governo do Estado.

Estava com a "marcha engrenada" na maior velocidade, no esplendor dos meus 22 anos, repleto de ideais e entusiasmo. Os primeiros seis meses foram terríveis, tanto pela falta de ferramentas apropriadas para desenvolver crianças tão especiais quanto pelos hábitos inadequados já incorporados em cada uma delas, nas passagens anteriores por outros abrigos de menores.

Foi um trabalho difícil e desgastante, mas as pequenas conquistas na lenta modificação de seus corpos me deixavam verdadeiramente apaixonado pelo trabalho com as crianças.

Foram três longos anos fora do conforto da sociedade a que estava acostumado. "Internei-me" por 24 horas diárias naquele instituto, no mais estreito contato com as crianças – e as modificações começaram a acontecer.

Usando as ferramentas de que dispunha, que nada mais eram do que a transformação dos corpos, consegui que aquelas crianças – antes indolentes, desarticuladas e desestimuladas, agora alimentadas pelo movimento, o carinho e a atenção – começassem a dar sinais de reação a partir de sua extraordinária força interior. Elas estavam mais atentas e concentradas nas aulas, mais dispostas e alegres para a vida, sempre prontas para qualquer tarefa.

Fui percebendo a formidável alavanca que possuía para motivá-las. Era uma bomba de tamanho efeito que nem mesmo a força bruta da sociedade foi capaz de deter as crianças, tal a explosão de vitalidade que aconteceu com cada uma.

Sua limitação mental foi se amenizando e chegando aos parâmetros da normalidade. Eu tinha diante dos olhos o máximo que era possível conseguir de autotransformação da pessoa humana, apenas mexendo no que temos de mais palpável: o corpo. Essa visão de um método tornou-se a alavanca do meu próprio trabalho ao longo de 46 anos de experiência, nos quais nunca separei físico-mente-espírito-emoção, encarando o homem em toda a sua grandeza.

Importavam-me lá, como me importam hoje, os exercícios cardiovasculares com caminhadas e corridas, que na época eram totalmente desconhecidos; importava-me o desenvolvimento muscular, também desconhecido na forma de musculação natural sem pesos, mas com aparelhos destinados à prática de ginástica olímpica.

O mais importante, no entanto, o ponto básico, o alicerce do método, sempre foi a minha preocupação com o sono e com a alimentação, além do relaxamento que, no caso dessas crianças, se fazia todas as noites.

Sem dúvida nenhuma, meu primeiro contato com o mundo real da prática de minha profissão foi o desencadeador de meu mais profundo e significativo ideal de vida. Percebi que só no amor, na entrega pura e verdadeira, um ser humano poderia realizar algo em benefício de seu semelhante. Que o trabalho enquanto trabalho, por mais técnico e perfeito que fosse, nada resolveria sem a doação contínua e permanente.

Esse meu primeiro trabalho traçava as pegadas do que seria o meu método. Estava aprendendo uma forma de agir e pensar diante da vida e uma forma diferente no relacionamento humano. Minhas fabulosas conquistas marcaram minha entrega a esse mister de transformar as pessoas. Tinha sido picado pelo inseto do amor, da entrega e da dedicação verdadeira a meu semelhante, única forma real de desenvolver crianças carentes excepcionais.

Aprendi que para se realizar algo válido na transformação das pessoas é imprescindível o gostar permanente. Percebi que só conseguiria a verdadeira aplicação do que seria o meu método se houvesse verdadeiro interesse pela pessoa trabalhada. Era a realização plena de meus sentimentos, era a entrega de todo o meu ser àquele mister grandioso de as modificar gradativamente.

Ia percebendo na contínua labuta que o fixar do controle de suas emoções as tornava cada dia mais confiantes em suas possibilidades e que esse controle se obtinha pelo desenvolvimento da inteligência motora. Trabalhávamos continuamente no aperfeiçoamento de seus movimentos, sabendo da interferência constante em cérebros tolhidos para a função de análises matemáticas. Desenvolvia-se neles uma outra inteligência, que, fui percebendo, era das mais válidas.

Essa inteligência do movimento fixava em todos eles uma nova visão de si próprios, trazia-lhes autoestima suficiente para proporcionar mais confiança em suas ações no instituto. O fato de se destacarem em ginástica olímpica, por exemplo, lhes fornecia combustível para enfrentar outras atividades cotidianas. Conforme se desenvolvia esse tipo de inteligência, eles iam se moldando mais adequadamente ao mundo a seu redor. Já se faziam mais afáveis e comunicativos, saíam do embotamento das muitas inibições e tristezas que a sociedade embutira em cada um. Tornavam-se mais receptivos diante das outras pessoas.

As vitórias que conseguiam com o seu corpo forneciam-lhes uma confiança sem par, oferecendo, ainda que inconscientemente, a possibilidade de assumir nova postura diante da vida, dos fatos e das coisas. Eu notava claramente em meus relatórios que, à medida que iam conquistando um corpo mais controlado, revelavam-se dotados de um cérebro mais atuante.

Era evidente o valor desse novo tipo de inteligência, a indicar-me o caminho natural do desenvolvimento de uma intelectualidade emocional, como eu a chamava, que lhes havia proporcionado o controle da própria vida e mesmo o domínio sobre ela.

Foi se incorporando em cada um, paulatinamente, uma nova postura diante da vida e uma nova forma de enfrentar suas adversidades. Percebia-se que o desempenho físico lhes proporcionava outra postura mental e emocional.

Assim, aqueles dois anos de trabalho diário para desenvolver a inteligência dos movimentos e das emoções de crianças especiais compensava o descompasso da sua deficiência analítica e dedutiva. Percebi claramente a força dessas duas novas formas de inteligência em crescimento. Era para elas uma nova postura diante da vida, suscitada por algo profundo que lhes sucedera. Sua confiança aumentara e as fazia mais otimistas. Tornaram-se mais alegres, mais comunicativas e menos rebeldes. Bastava explicar-lhes bem os propósitos de algo para que elas aceitassem sem a postura indolente e inatingível de antes que as deixava irredutíveis e agressivas a novas propostas. Ficaram mais desenvolvidas emocionalmente, assumindo um comportamento pró-ativo, completamente diferente do que tinham quando embutidas, complexadas, inibidas e destrutivas. Eram agora mais participantes, colaboradoras e capazes de tarefas antes inconcebíveis.

Graças a isso pude desenvolver, de forma cada vez mais aprofundada e definitiva, meu método e meu ideal de vida, que permaneceram puros e incólumes em todas essas décadas. Naquele instituto de menores aprendi a esperar e a fazer da paciência minha melhor ferramenta de trabalho.

■ ■ ■

Somos todos dependentes da saúde do corpo, que no entanto era desprezado e esquecido naqueles anos 1960, assemelhados nesse aspecto, e da perspectiva atual, à própria Idade Média.

Parecia impossível fazer as pessoas acreditarem que os músculos são um prolongamento do cérebro. Que são o elemento mais puro da ação cerebral.

Eu conseguia enxergar o cérebro como músculo e o músculo como cérebro. E essa interação era tão forte que poderíamos considerá-los uma coisa única. Não havia modo de separá-los.

Para mim, o músculo não era mais o primo pobre ou o rústico irmão do cérebro, como diziam na época, mas o próprio cérebro na sua esplêndida expressão.

Foi devido justamente a essa espantosa inter-relação que o homem disparou na evolução das espécies, ao adquirir os movimentos finos das mãos e diferenciar-se dos macacos.

Eu estava cada vez mais seguro e convicto dessas ideias apesar de serem contrárias à ciência da época, em que só valia o intelecto na forma matemática e dedutiva.

Resultados concretos começaram inapelavelmente a aparecer, mostrando cada vez mais em meu trabalho o caminho natural da inteligência do movimento como base para a intelectualidade emocional. Fui ficando confiante a respeito dessas minhas estranhas ideias.

O sucesso que obtive com atletas de todos os tipos de modalidade esportiva deixou evidente a intrépida verdade de que realmente existe ligação entre cérebro e músculo, entre corpo, espírito e emoção.

Aos poucos, vagarosamente, disseminei minhas ideias com a ajuda de claros e conclusivos exemplos, tornados públicos por meio de publicações em jornais e revistas ao longo das últimas décadas.

Vivi experiências de todos os tipos, com crianças, jovens e adultos de todas as idades e camadas sociais. Desenvolvi trabalhos com delinquentes, presidiários, pessoas diversas e dos mais variados níveis intelectuais, culturais e econômicos. Foram experiências ricas, únicas, impossíveis de reproduzir.

Se hoje tenho o poder de transformar pessoas é porque consegui, de forma concreta, uma real transformação de minha própria pessoa.

A essência do Método Nuno Cobra é fazer com que a pessoa se descubra para a vida. Programo o que deve ser feito a seguir para iniciar o desenvolvimento corpo-mente-espírito-emoção, de acordo com o que cada um necessita. A força, a alavanca para a transformação, está em cada um de nós.

Meu primeiro aluno

Capítulo II

F oi depois das retumbantes performances de cinco de meus queridos pupilos, Ayrton Senna, Christian Fittipaldi, Rubinho Barrichello, Mika Hakkinen e Gil de Ferran – quando, em 1990, o Mika foi campeão da Fórmula 3 inglesa; em 1991, o Rubinho venceu esse mesmo campeonato, o Christian, a Fórmula 3000 Intercontinental Europeia e o Ayrton foi tricampeão mundial de Fórmula 1; e ainda, em 1992, quando o Gil foi campeão da Fórmula 3 inglesa –, que resolvi escrever este livro. Tive muita dificuldade em sintonizar, dentro da minha vida de tanto trabalho, em que ponto realmente teve início o meu método. O princípio!

Primeiro pensei se não teria sido um pouco antes de conhecer o Ayrton. Ou então com as crianças deficientes mentais. Talvez com meus pupilos do tênis, em que desenvolvi um estupendo trabalho com tantos deles, como Jaime Oncins, Cassio Motta, Cláudia Monteiro, Patrícia Medrado, entre outros.

Mergulhando no passado, fui cada vez mais para trás e, quanto mais voltava em busca do ponto de partida, mais emocionante ficava essa viagem no túnel do tempo.

Experiências magníficas brotavam onde antes só havia a bruma da memória. Inevitavelmente fui parar em São Carlos, no final da década de 1950, e me lembrei do bonito trabalho que realizei com um jovem talentoso, Waldemar Blatkauscas, jogador de basquete que acreditou em meu método e atingiu um nível físico invejável. Aliás, o estádio de Piracicaba, cidade que já teve um dos melhores times de basquete do Brasil, leva seu nome para que jamais esqueçam suas grandiosas conquistas. Dei-me conta de que já havia treinado esse outro bicampeão mundial. Mas não parei aí. Nessa volta ao passado fui bater lá em São José do Rio Pardo, no preciso ano de 1953, quando eu, adolescente, acordava todos os dias às 5h30 para treinar o Leozinho d'Ávila em sua casa, perto da praça da Matriz. Ele era aquele amigo típico que todo jovem possui em determinada fase da vida e jamais esquece. De família abastada, foi graças a ele que consegui acesso ao clube mais chique da cidade e a uma turma de pessoas, como o Juquita, professor de física, o Paquetã, advogado da cidade, o doutor Léo, dentista famoso na região e pai de Leozinho, o Itagiba, professor de matemática, entre vários intelectuais que matavam minha enorme curiosidade a respeito da vida, uma vez que a escola não ensinava nada sobre isso.

Esse momento, pensei, poderia ser considerado a minha primeira experiência com um trabalho personalizado, mas lembrei-me de que, na verdade, antes eu já havia treinado meu próprio ídolo, o querido amigo Pedro Pexexa, para participar da São Silvestre.

Foi quando meu pensamento, mansamente viajando no tempo, trouxe à superfície da memória o exato momento em que encontrei meu primeiro aluno.

■ ■ ■

Era um sábado como outro qualquer, e, apesar de a cidade ser pequenina, a praça da Matriz fervilhava na bucólica São José do Rio Pardo da minha juventude. A moçada caminhava ao redor da praça. As mulheres pelo lado de dentro, no sentido horário; os homens, pelo lado de fora, em sentido contrário. Era o famoso *footing*, tão comum nos velhos tempos – tempos em que as pessoas ainda não haviam sido picadas por esse vírus terrível que afasta completamente uns dos outros, mesmo quando todos estão reunidos num único ambiente. Não havia ainda essa maquininha diabólica chamada televisão, e todos iam à praça da Matriz. Havia mais vida social e uma interação familiar mais intensa.

Em um dos lados desse típico jardim de cidade do interior ficava a Associação Atlética Rio-pardense. Na porta, os dois enormes bancos de madeira, em que costumavam sentar os líderes da comunidade, estavam ocupados. Eu e meus companheiros de tênis contávamos nossas aventuras nas quadras do clube, enquanto um senhor de aproximadamente 50 anos, encostado em uma porta, escutava, quieto, os nossos relatos. De repente, ele interrompeu nossa animada conversa para dizer que o que mais sentia na vida era ter passado por ela sem ter tido a chance de aprender a jogar tênis. E confessou estar morto de inveja de ouvir nossas proezas, que desfiávamos orgulhosos naquela alegre noite de domingo. Ele era uma figura familiar na cidade – o doutor Sebastião Carneiro de Araújo, médico que não exercia a profissão, rico fazendeiro, solteirão inveterado que, parece, nunca teve tempo para arranjar uma companheira.

Quando ouvi aquele comentário, quase em forma de súplica, feito com tanta sinceridade e emoção, perguntei-lhe, na inocência dos meus 15 anos, por que ele não aprendia enfim a jogar tênis. Com ar entristecido, respondeu que na sua idade isso seria muito difícil, principalmente porque não era afeito a nenhuma modalidade de esporte. Portanto, concluiu o doutor Sebastião, esse sonho lhe parecia impossível de realizar.

Não sei se foi a forma como falou, mas o fato é que eu e ele nos separamos do grupo e começamos a andar na praça e conversar, bem à moda daquele tempo. Eu lhe dizia que nada era impossível e que não existia isso de idade, que isso era uma ficção. O que de fato importava era somente o querer – tudo o que desejássemos, conseguiríamos, bastava acreditar fortemente.

Fico pensando hoje de onde saiu tudo o que falei ao doutor Sebastião naquela noite inspirada. O resultado foi imediato: ele topou a parada de aprender a jogar tênis. Disse que eu o tinha feito entender que era possível, e, mesmo não sabendo como se segurava uma raquete nem como funcionava a contagem desse estranho jogo, ele estava animado.

Começaríamos na segunda-feira. Sua primeira aula e todas as seguintes viraram uma rotina em minha vida por mais de um ano e meio. Para mim era um desafio ensinar tênis a uma pessoa que jamais achou possível praticar esse esporte e que não era nem um pouco familiarizada com os movimentos de bater na bola com uma raquete.

No primeiro dia ficamos apenas conversando sobre a necessidade de levar uma vida regrada, de colocar mais ação física no pacato cotidiano do fazendeiro, habituado a percorrer sua enorme fazenda de café sempre ao volante do Jipe 1951, sem jamais aproveitar a ocasião para uma saudável caminhada a pé. Deixei claro que ele tinha de ir mudando gradativamente seus hábitos de vida. Ele não resistia aos meus argumentos: quando a pessoa está animada diante de um objetivo e vibra com cada pequena conquista, todas as coisas necessárias a seu progresso são aceitas e ficam mais fáceis de realizar.

Nessas primeiras aulas ficamos muito tempo sem a raquete. Eu apenas jogava a bola em sua direção, ora do lado direito, depois do esquerdo, acima de sua cabeça ou mais abaixo; ele tinha apenas que a apanhar com a mão direita. Isso era importante para que entendesse que, quando se sabe onde a bola vai estar e se antecipa o gesto da espera, fica muito fácil jogar tênis. O grande problema desse esporte é querer sempre preparar o movimento quando a bola já chegou.

Foi muito interessante a transformação que se operou nesse garotão – ele foi ficando cada dia mais jovem, mais ágil, mais elástico. Foi mudando seus velhos e desastrados hábitos. Passou a se preocupar com sua qualidade de vida, dando-se um precioso tempo para praticar aquilo que constituía sua maior conquista. O grande mérito, aliás, foi todo dele.

■ ■ ■

O que distingue aquele que consegue daquele que não sai do lugar é o fazer. Todo o segredo está contido nessas cinco letrinhas mágicas: f-a-z-e-r!

E lá ia todo dia o doutor Sebastião fazendo exatamente o que eu lhe apresentava como necessário, e com isso seguia em sua escalada de conquistas.

Logo ficou amigo de outros senhores tenistas e, principalmente, da garotada que o chamava de tio. Era o tio Tião, querido de todos, alegre e feliz com sua nova arte, que aperfeiçoava a cada dia.

O interessante era a forma de pagamento que arranjou pelos meus serviços especializados. Era evidente que eu me achava importante treinando o doutor Sebastião, pois tinha pouco mais de 15 anos e já me achava um verdadeiro professor. Portanto, tinha de ser remunerado, mesmo que apenas por meu entusiasmado e delicioso sentimento de ver alguém progredir no que fazia.

E sabem qual era a minha real remuneração, na materialidade da coisa? Todos os dias ele passava com seu Citroën preto por minha casa para me apanhar, impreterivelmente às 16h30. Antes de nos dirigirmos ao clube, íamos à Padaria e Confeitaria Raddi, muito chique, que tinha uns doces incríveis. Os doces eram o meu "pagamento".

Meu aluno avançava e ganhava habilidades visíveis. Ainda que os treinamentos fossem na aparência chatos, como ter de bater trinta minutos de paredão para fixar um determinado golpe que ficara tecnicamente correto, ele pacientemente se sujeitava, com o maior empenho e dedicação. Não esmorecia nunca. Tentava ir para a cama mais cedo, ter uma alimentação mais saudável e pensar sempre de forma positiva, colocando na cabeça que conseguiria jogar tênis e, um dia, jogar muito bem. Mais ainda: que ainda venceria um daqueles que haviam olhado para ele com desdém, quando chegou torto e desengonçado para a sua primeira aula.

O doutor Sebastião era aluno exemplar, não faltava um dia e estava se transformando num atleta. Eu sempre lhe dizia: nada resiste ao trabalho, não existe muito esse negócio de talento, o que existe mesmo é dedicação, esforço e suor.

Os meses foram passando e ele já jogava um tênis razoável. Conseguia jogar – e isso já era fantástico para quem achava que nunca teria jeito para um esporte tão complicado. Estar na quadra trocando bolas era para ele o maior deleite do mundo. Dizia nunca ter sentido tanto prazer com nenhuma outra realização na vida. Sentia-se realmente muito mais jovem e produtivo em seu cotidiano e agora percorria os cafezais com mais agilidade, terminava o trabalho muito mais cedo, só pensando na hora de ir para o treino.

Nascia um novo homem... Mais disposto e otimista, com um sorriso de criança estampado no rosto corado e saudável. Eu me sentia realmente empolgado com minha "obra".

Foi de tal magnitude esse trabalho – nem tanto pelo fato de ter permitido a alguém aprender a jogar tênis, mas, principalmente, pelo alcance espiritual de ter auxiliado uma pessoa a realizar seu sonho. Sim, foi nesse momento que, acredito, nasceu esse meu desejo profundo de ajudar a transformar as pessoas na conquista de seus objetivos.

O incrível é que o doutor Sebastião não parou mais. Depois de ter assimilado toda a bagagem de golpes fundamentais do jogo, foi evoluindo em sua técnica. Os golpes foram adquirindo uma espantosa consistência, principalmente para quem começou a jogar já na idade adulta, pois o tênis requer como pré-requisito equilíbrio dinâmico, coordenação neuromotora, força e resistência cardiovascular.

Para se ter uma ideia, ainda hoje existe uma incrível e acirrada disputa que acontece há mais de cinquenta anos e polariza o estado de São Paulo: os Jogos Abertos do Interior, que se realizam anualmente. Pois bem, em 1956, a equipe de São José do Rio Pardo foi formada por mim, Leozinho d'Ávila e o incrível doutor Sebastião Carneiro de Araújo. Fomos a São Carlos no Citroën preto disputar os jogos que reuniam todas as cidades do estado.

Foi uma longa e inesquecível viagem de três tenistas para a disputa de jogos importantes, representando nossa querida cidade.

■ ■ ■

Com essa incrível volta ao passado acabei descobrindo em que ponto, de fato, começou a ser criado o Método Nuno Cobra. Sem dúvida foi com o doutor Sebastião Carneiro de Araújo que apliquei pela primeira vez, e ainda sem consciência de um método, o que viria a ser o *meu* método – e colhi frutos mais deliciosos do que poderia imaginar...

Relembrei nossa epopeia e o grau a que o senhor sisudo, sedentário e avesso ao esporte havia conseguido chegar, confiando cegamente em um garoto, quase uma criança.

Saudades daqueles tempos tão queridos! Meu Deus, quanto tempo! Onde andaria o doutor Sebastião? Fazendo as contas, concluí que ele devia beirar os 90 anos e que talvez já não estivesse entre nós. Mas não custava dar um telefonema ao Leozinho, agora famoso cirurgião-dentista que ainda morava na terrinha querida, para saber de notícias.

Qual não foi minha surpresa e emoção ao saber que meu amigo estava vivo e bem disposto. Morava em Mococa, cidade vizinha, cuidando com entusiasmo de suas fazendas. Surpreendi-me com sua longevidade, e mais ainda quando o Leozinho me disse que ele estava "inteiraço".

Quis fazer esta homenagem a uma grande figura humana que acreditou cegamente em meu trabalho. Foi com ele que tive minha primeira experiência concreta de professor, a qual, sem dúvida, marcou minha alma para sempre.

Devo dizer-lhes que fui a Mococa visitar o doutor Sebastião e que foi muito forte a emoção desse primeiro encontro depois de tanto tempo. Não pudemos impedir lágrimas a descer pela face. O abraço eternizou-se no tempo enquanto algo muito forte me queimava o peito. Um colossal *flashback* em minha mente percorria caminhos distantes – quando um senhor decidiu confiar num rapaz audacioso...

Juntos, é óbvio, voltamos a pisar numa quadra de tênis. Era de saibro, cor tão peculiar como a tarde de singular luminosidade e alegria que passamos jogando.

Foi espantoso vê-lo desferir saques enérgicos, manter movimentos coordenados, não parecendo nunca carregar a idade que tem, na qual a maioria já desistiu do movimento e do bem-estar.

Estava frente a frente com meu amigo, percebendo a grandeza da vida, 46 anos depois daquele elevado momento em que pus a girar uma ideia em minha cabeça.

E essa primeira experiência eloquente marcou, indelevelmente, minha alma, fazendo brotar o ideal de ajudar as pessoas na busca de uma vida melhor...

Foi lindo ver o resultado de minha "obra" esculpida em formato de vida. Como o Todo-Poderoso havia sido bom oferecendo-me esse talento de ajudar as pessoas a buscar seus ideais!

Obrigado, doutor Sebastião. Por estar vivo para me mostrar essa minha obra. Obrigado por ter acreditado no rapaz imberbe que o senhor teve paciência de ouvir, e pelo seu poder de acreditar nas suas próprias e infinitas possibilidades.

Trabalhando o físico, o mental, o espiritual e o emocional

Capítulo III

- O cérebro burro
- Alimentação mental: a dieta certa
- Vencer ou perder está em suas mãos
- Corpo frágil não sustenta espírito forte
- A inteligência do movimento
- O poder do acreditar
- O tripé da anulação
- O boicote
- A teoria dos sacos
- O difícil exercício do elogio
- Quem muda o corpo, muda a cabeça
- A debilidade emocional

*O homem global é formado por
corpo, mente, espírito e emoção.
Parece até coisa sabida,
praticada, mas não é!
Vive-se parcialmente.
Alguns esquecem do corpo
e vivem no templo da mente e por ela
buscam aproximar-se do espírito.
Mas o corpo esquecido cobra-lhes
sustentação, o bem-estar,
a disposição, o ar fresco pleno nos pulmões.
Falta-lhes o sangue forte e vivo
correndo nas veias.
Então suas mentes agonizam
e seus espíritos se apagam
como luz noturna do farol da vida.*

Cérebro burro!!! É uma conclusão a que cheguei, por perceber que podemos manobrar o nosso cérebro como quisermos. Simplesmente por descobrir que ele é vulnerável a todo tipo de interferências externas, como educação, cultura, sociedade, família, etc., a nos impor tipos e mais tipos de comportamento que nem sempre espelham nossa dinâmica realidade.

Sei que o termo parece um tanto ousado, mas a intenção é mesmo chocar. O cérebro ocupa a função primordial de regular a capacidade metabólica do organismo. É responsável por desenvolver bilhões de mecanismos na busca incessante de manter a vida. Ele é tão poderoso que pode nos fazer ficar doentes e possui condições de promover a nossa cura.

O cérebro é capaz de tudo. Mas é apenas um fabuloso processador de dados. Ele só tem contato com o mundo exterior por meio dos órgãos dos sentidos, nos quais colhemos as sensações que serão sempre moduladas pelas emoções; afinal, ele vive totalmente à mercê das emoções. Digo que o cérebro é burro para as pessoas perceberem que é apenas um processador, não sendo capaz de fazer nada por si mesmo.

O que programa o cérebro são os órgãos dos sentidos. Nada o atinge sem antes passar pela audição, pela visão, pelo olfato, pelo paladar ou pelo tato. Ele é como um potente computador: vai operar as informações enviadas pelos órgãos dos sentidos.

Mas calma lá! Se você pensa que o mais importante no corpo são os órgãos dos sentidos, está redondamente enganado. Não! Os órgãos dos sentidos também estão submetidos às emoções, que controlam todas as informações obtidas. Quer um exemplo? Uma pessoa abre a janela ao acordar, vê um lindo dia de sol e diz: "Que dia lindo! Hoje vai ser o máximo. Vou realizar uma porção de coisas boas". Numa outra janela, alguém faz o mesmo e diz: "Que droga! Hoje vai fazer calor demais! Vou suar minha roupa! Que saco! Vai ser uma m...".

Pode também estar um dia chuvoso e a pessoa reagir dizendo: "Ah, essa chuva não para, que coisa horrorosa. Vai molhar meus sapatos! Estragou meu dia". O cérebro escuta e conclui: "Como é que é o negócio? Está tudo ruim?". Rapidamente ele manda fabricar hormônios de péssima qualidade, autênticos venenos que envia para a corrente circulatória, fazendo o indivíduo sentir-se fisiologicamente mal e deprimido.

Uma outra pessoa olha esse mesmo dia de chuva e diz: "Mas que dia incrível! Vai ser bom demais trabalhar vendo a chuva bater na janela... Vai fazer uma tarde tão romântica! Hoje será um dia especial!". O cérebro escuta e reage: "Puxa, a coisa está boa". E manda fabricar hormônios de alta qualidade, que, carreados para a corrente circulatória, provocam um bem-estar fisiológico.

Então uma coisa puxa outra: bem-estar provoca mais bem-estar e mal-estar aumenta o mal-estar. Podemos dessa maneira induzir o cérebro a sentir o que quisermos, bastando mentalizar fortemente o que desejamos que aconteça. E, além do mais, o dia azul e o cinza são ambos incríveis! Cada um à sua maneira...

Um sem-número de vezes isso nos acontece durante o dia no nível inconsciente. É preciso estar mais alerta para fazer o cérebro trabalhar a nosso favor – sabendo que raramente nosso estado mental reflete a chamada realidade, mas, sim, a realidade que criamos a partir das nossas emoções. Por isso nós somos nosso único inimigo!

Dotado de tamanha capacidade, o cérebro, mal administrado, pode gerar graves problemas. Podemos, por exemplo, estar muito bem fisicamente, porém, se começarmos a nos preocupar e a acreditar que há algo de errado com nossa saúde, certamente faremos o cérebro produzir todos os sintomas daquilo que estamos imaginando – e ficaremos realmente doentes.

São as doenças de fundo psicossomático, já razoavelmente conhecidas. Mas, se esse "cérebro burro" pode somatizar o que não existe, pode também curar o que existe. Aliás, o que seria o milagre, a cura, senão essa absurda força capaz de fazer com que o cérebro humano produza substâncias que levam à cura de certas doenças, por mecanismos ainda desconhecidos?

Portanto, você tem de se convencer de que a emoção é a rainha da vida. O seu estado emocional influi diretamente no funcionamento do organismo, mostrando a enorme importância de "direcionar" as emoções para viver em equilíbrio. E para sair do "equilíbrio" típico do homem moderno, que consiste justamente em estar fora de equilíbrio.

Costumo dizer que nosso cérebro é burro porque age e reage conforme nossas emoções. Quando percebe que estamos felizes, lança na corrente circulatória hormônios de excelente qualidade. Se estamos tristes, lança hormônios de péssima qualidade, provocando mal-estar físico. Então não se deve alimentar raiva nunca. Nem guardar rancor.

Por isso deve-se ter muito cuidado com a *alimentação mental* e com a força negativa dos nossos próprios pensamentos. Se a pessoa não acredita em sua capacidade de se modificar, não conseguirá se ver superando os próprios medos para alcançar seus objetivos. Com isso reforça em sua mente a incapacidade de vencer a si própria.

Acaba por criar um bloqueio que entrará em ação assim que se aproximar de algo que deseja muito, fazendo a mente reagir, opondo-se a tal realização, dada a informação anterior de que é incapaz de se transformar. Ao agir assim, a pessoa envia comandos ao cérebro para que suas conquistas não se materializem.

O termo alimentação mental foi se incorporando em minha forma de expressão para mostrar às pessoas os cuidados que devem ter com o que enviam ao seu cérebro. Embora sem perceber, fazemos isso a todo instante, o dia inteiro. Quando temos uma péssima alimentação física, é simples perceber; o mesmo não ocorre com a alimentação mental. Tudo se processa muito rapidamente e os terríveis danos que a alimentação deficiente ocasiona subitamente se revelam.

Temos de estar ligados na vigilância dos pensamentos. Não podemos esquecer que somos o que pensamos. Se você se pensa vitorioso, você se faz vitorioso. Se, por outro lado, você se pensa derrotado, já se fez um derrotado. Há que adotar, sempre, uma atitude mental positiva para ser sempre positivo.

Você é hoje exatamente aquilo que tem pensado nos últimos tempos. É preciso ficar bem claro em sua mente que você faz a sua vida. Se tratar de tecê-la no positivo, ela será positiva – e vice-versa. Graças ao fato de que o cérebro é burro, podemos fazer com que seja alimentado do que quisermos. Lembre-se sempre de que a verdade não existe. Nós é que fazemos a nossa verdade. Mantenha-se esperto e trabalhe sempre a seu favor e não a favor de seu inimigo. Não pegue a raquete de tênis para atravessar a rede e ir ao outro lado jogar junto de seu adversário e contra você mesmo.

Também é importante saber escolher nossas amizades, aproximar-nos de pessoas positivas, com uma energia boa. Evitar as pessoas negativistas, sempre com uma visão horrível da vida, que nos passam insegurança em tudo.

É necessário precaver-se contra o lado negativo apresentado pela televisão. Ser atingido diariamente por todos os problemas que lança em sua casa dificulta ter uma mente positiva. Não quero com isso discutir filosofia de comunicação, mas o fato concreto é que, com uma televisão de péssima qualidade, fica difícil manter a cabeça limpa. Você deve usar a tevê, mas não deve deixar a tevê usar você. Com a cabeça direcionada para as intempéries do mundo fica difícil ser feliz, pensar coisas produtivas e edificantes. De que adianta saber que houve um terremoto no Japão ou que um ataque suicida matou dezenas de pessoas? Para ficar ainda mais terrível e acabar de vez com qualquer otimismo, a tevê exibe cenas chocantes. Quanto mais sangrentas, melhor. Maior a audiência...

Outra coisa importante é o relacionamento com as pessoas em seu ambiente de trabalho. Existem aquelas para as quais viver é uma eterna sinfonia de conquistas e descobertas. Essas pessoas nos dão a ideia de que os problemas e as ocorrências desagradáveis são mais um incentivo para continuar lutando do que propriamente um empecilho. Dessas pessoas você deve se aproximar para nutrir-se de sua energia e vibração com a vida.

O que importa é que você é o responsável por sua saúde, pela sua vida. Então tudo está em suas mãos. Cabe apenas ser rigoroso na busca dessa magistral oportunidade de ser feliz. Alimentemo-nos de coisas saudáveis, porque, assim como nosso corpo físico, o corpo mental necessita de qualidade para alcançar uma vida longa de realizações. Além de ser a base de sua vida emocional e espiritual.

Para quebrar o elo dessa cadeia de pensamentos negativos que funcionam como armadilha para a autoestima, temos de nos valer de uma programação mental bem positiva e estarmos sempre atentos às vacilações emocionais e à intromissão de pensamentos negativos, mentalizando a capacidade de realização do que se deseja alcançar.

Posso falar sobre isso com a certeza de quem colheu excelentes frutos trabalhando o poder da programação mental positiva com muitos atletas já nas décadas de 1960 e 1970. Eles conseguiram modificar sua performance de acordo com as próprias induções mentais.

Gostaria de observar que muitos atletas estupendos começaram duvidando de si mesmos, completamente inseguros e medrosos. Vários deles, filhos de pais dominadores e autoritários, acreditavam-se incapazes de vencer. No entanto, foram em frente e se fizeram campeões – depois de vencer a si mesmos superando os próprios limites físicos e emocionais. Ocorrências como essas, no início da década de 1970, deram-me força para fixar meu método.

Os atletas, assim como as pessoas em seu dia a dia, devem sempre enxergar a vitória. Temos de acreditar sempre! Cabe lembrar aqui uma antiga fala grega: "Nem sempre o mais forte mais longe o disco lança". Eu completo: "Mas, sim, aquele que acredita!".

Você só chega até onde acha que pode chegar. E, como o cérebro é burro, você tem de aproveitar. Está em nossas mãos. Podemos vencer ou perder. E o mais incrível é que não depende de ninguém, além de nós mesmos – e das nossas emoções. Foi assim que descobri, ainda no início de minha carreira profissional, que a atitude mental positiva é contagiante. É como um vírus! Você pode contaminar seu ambiente de trabalho, seu lar, sua família, mas precisa, antes de tudo, dar-se essa oportunidade de se deixar contaminar pela exuberância da vida.

■ ■ ■

Sempre dei muita importância à força do pensamento. Sua influência foi nítida em relação às performances de meus pupilos. Muitas vezes me surpreendi com a espantosa força mental que todos atingiram. Sempre que se concentravam em seu monitor cardíaco (relógio que marca a frequência cardíaca dos batimentos do coração), percebia que os batimentos baixavam, atingindo pontos realmente incríveis. Eu os via mudando o ritmo de batimentos do próprio coração, um órgão involuntário, só com a força de seu pensamento. Veja de que poder incrível o homem é capaz. Aliás, todos nós somos capazes de operar fenômenos incríveis. Isso ocorre até em nível inconsciente, já que meus pupilos têm abrigada na memória a minha metodologia e sabem que, quanto menor a frequência cardíaca, menor é o esforço para o coração.

Nossos pensamentos exercem influência direta sobre o corpo e seu metabolismo. Mas a mente também depende do corpo para formular os pensamentos, pois tudo o que chega ao cérebro chega por intermédio dos órgãos dos sentidos. O cérebro não tem acesso direto ao mundo "real". Está isolado do mundo, fechado e protegido na caixa craniana. Sabe somente aquilo que sentimos ou pensamos que sentimos.

O cérebro tem um fantástico e admirável talento que nos permite "criar" a realidade. Muitas vezes não importa tanto o local em que realmente estamos, mas o que sentimos nesse lugar. Um mesmo espaço, por exemplo, pode ser ótimo para uns e péssimo para outros. A diferença entre uns e outros está no que a percepção de cada um colhe e a emoção qualifica, enviando essas sensações ao cérebro. É como duas pessoas que chegam juntas à mesma festa. Uma delas diz: "Que lugar legal, bem decorado. Tá cheio de gente bonita. Puxa! Que música gostosa que tá tocando. Isto aqui tá uma delícia!". Essa pessoa, fisiologicamente, vai sentir-se bem, pois o cérebro é capaz de perfazer os tais hormônios de alta qualidade que mencionei. Mas outra pessoa que chegou junto à mesma festa diz: "Que lugar medonho, superbrega! Que gente mais esquisita! E que música mais chata! Que saco que tá isto aqui!". Essa pessoa vai se sentir mal fisiologicamente, pois o cérebro também é capaz de perfazer os tais hormônios de péssima qualidade e lançá-los na corrente circulatória.

Você percebe que o que acha que é fica valendo como verdade para seu cérebro, e não o que o outro acha que é ou até o que é na verdade. É necessário orientar corretamente seu cérebro, desenvolvendo melhor o corpo emocional para lhe enviar coisas boas e positivas. Você precisa estar sempre muito alerta em relação a seu pensamento. Nosso cérebro é burro, mas seu poder é inigualável. Você só precisa colocar de maneira correta o que deseja dele. Ele é o mais dócil, precioso e poderoso participante de sua vida e está sempre submetido aos órgãos dos sentidos, manipulados no calor da emoção.

Existem pessoas extremamente inteligentes que foram primeiros alunos na faculdade e conseguem o milagre de não obter nenhuma realização em sua profissão. Existem pessoas que foram péssimos alunos na faculdade e conseguiram ótimo resultado em sua profissão, fazendo-se vencedores na vida. Tudo isso é resultado da força do cérebro burro – pode não haver nada que justifique um resultado, mas também pode-se conseguir o resultado que se quiser. O que importa é o que você pensa a respeito de si próprio, não o que realmente você é.

Todos têm todas as possibilidades. O que cerceia a pessoa é sua própria cabeça, anulada por uma sociedade castradora, que tenta tirar-lhe a confiança e o acreditar. Então digo que são nossas emoções que vão servir de referência ao nosso cérebro para que ele ordene a forma de agir diante dos acontecimentos, e não os acontecimentos em si que impõem essa ordem.

É importante saber qual o procedimento de nosso cérebro para podermos otimizar seu funcionamento, de tal maneira que ele trabalhe sempre a nosso favor. Temos de treiná-lo para que esteja predisposto a enfrentar todo acontecimento com positividade, sempre favorável a nós.

Tudo permanece sob o controle das emoções. Se adotarmos uma atitude mental positiva, teremos, de saída, pelo menos cinquenta por cento de chance de alcançar o resultado esperado. Mas não pense que isso funciona como um truque. Não há mágica nisso.

A emoção tem de ser duramente trabalhada por muito tempo. Não adianta dizer: "Eu vou vencer". O desenvolvimento do corpo emocional virá por meio de um esforço contínuo e depois de muito trabalho.

O fato é que, ao iniciar o movimento com o corpo, trabalhamos antes de tudo nosso lado emocional. Será preciso muita disciplina, força de vontade e controle sobre as próprias emoções para calçar o tênis e arranjar um tempo.

Para colocar o corpo em movimento é necessário fazer um grande exercício emocional. A debilidade emocional dificulta passar do saber para o fazer.

Fui percebendo ao longo do tempo o que as pessoas ganham quando se põem a fazer esse trabalho. Elas adquirem maior sustentação emocional e isso salta à vista de todos com os quais convivem, como muitas vezes me foi demonstrado por relatos familiares.

Uma pessoa com o corpo frágil, ao contrário, não sustenta um espírito forte e, por consequência, suas emoções correm soltas e desordenadas, causando estragos gerais. É o caso de quem começa a fazer o trabalho conosco e, naquele dia, tem de executar trinta minutos de caminhada. Ela não teve tempo pela manhã e no final da tarde está cansada – na verdade, sua cabeça é que está cansada –, mas precisa se impor e cumprir o trabalho físico que lhe compete.

Em contrapartida, aos trinta minutos ela percebe que está estimulada a continuar e, justamente quando começou a ficar gostoso, tem de parar. Sua vontade é ir adiante por mais um tempo, mas não é isso que seu organismo espera. Não ainda. Então ela tem de cumprir o seu programa e parar aos trinta minutos.

Esse é o processo do não querer e ter de fazer e do querer fazer e ter de parar. Tem de fazer quando não quer e tem de parar quando quer fazer.

Corpo fraco e debilitado é igual a cabeça fraca e sem poder. Ninguém acorda um vencedor. Faz-se, constrói-se um vencedor alicerçado num corpo desenvolvido e evoluído.

É por isso que muita gente fala do poder da mente e parece balela. Muitos livros recomendam pensar positivo, mas pensar positivo apenas não adianta nada.

Felizmente as pessoas estão começando a se voltar para o poder da emoção e não apenas para o poder da sua inteligência, e assim começam a desenvolver-se espiritualmente, melhoram mentalmente, ou seja, cuidam da saúde em todos os aspectos.

Um corpo frouxo, atrofiado, hipotônico, cheio de gordura revela que seu dono está levando uma vida não muito feliz. Nem saudável. Devemos entender que é somente por meio do fazer, da ação concreta, da evolução com o corpo que realmente nos transformamos mental e emocionalmente, criando condições para uma vida espiritual mais elevada. O incrível é que essa pessoa fraca, frouxa e gorda pode modificar tudo isso quando quiser, porque é absolutamente possível a modificação. Essa pessoa, no estado físico em que estiver, tem em si o poder para isso.

É absolutamente impossível adquirir elevação espiritual num corpo frágil e incapaz de reparar as perdas inerentes à própria atividade diária.

A pessoa em defasagem com a vida está sobrevivendo, não está vivendo. Como é que ela vai desenvolver a espiritualidade, que é a essência maior do homem?

A pessoa que não tem energia mental também não tem energia espiritual. Ela precisa estar com muito bom humor, bem-estar, energia, vitalidade, disposição – enfim, estar inteira – para perceber essa outra dimensão da vida, que é o seu próprio espírito.

É por isso que o meu método alcança fulminantemente o espírito. Pelas conquistas do corpo, a pessoa atinge um tal poder emocional que seu espírito se lança a outro patamar, fazendo surgir nele uma nova divindade. Pleno de possibilidades, de conquistas e vitórias, esse espírito se enaltece e se eleva.

É evidente que essa pessoa se torna mais complacente, vivendo em permanente estado de alegria com mais tolerância e compaixão. Nesse estágio, fará bem espiritualmente também às pessoas próximas.

Digo isso com base nos depoimentos que ouço de empresários e executivos com os quais trabalho. Um deles me disse: "O que me espantou é que lá na empresa eles acharam que eu estava espiritualmente diferente". Respondi: "Que bom! Você precisa perceber mais isso para valorizar o empenho que está tendo em modificar todo o seu corpo e os seus hábitos".

Espiritualidade é agir, doando-se para as pessoas, percebendo que as outras pessoas existem também e são exatamente como você. Partilhar sua vida é realmente se interessar pelos outros, sendo mais solidário e partilhando a alegria de viver, essa energia de sua alma, com seu semelhante.

Força é força. Não existe o indivíduo forte de um lado só. Intelectualmente poderoso e espiritualmente frágil. Senão, é como colocar toda a carga de um caminhão de um único lado: ele vai tombar na primeira curva.

■ ■ ■

A emoção deveria ser mais bem estudada nas universidades. Ainda é espantoso o grau de ignorância a respeito de algo que controla e domina tão completamente o ser humano. Se nosso cérebro tivesse apenas a inteligência tal como é conhecida, seria muito pouco para toda essa grandeza que o homem é. Se o cérebro é o centro das decisões humanas, a inteligência assim entendida seria insignificante, pois participaria pouco ou quase nada das batalhas humanas. Sempre foi dado muito valor à inteligência, a ponto de se dizer que o homem é um animal racional. Talvez racional seja o que ele menos é. Prefiro dizer que o homem é um animal afetivo, um animal emocional.

Outras inteligências hão de existir além desta dedutiva e matemática, pensava eu, pelo simples fato de que a vida me mostrava cada vez mais que a supremacia da razão colabora muito pouco para o sucesso do homem, visto que tê-la e não conseguir aplicá-la é igual a não ter racionalidade nenhuma.

A mente, na verdade, é um corpo orgânico com tarefas determinadas, como pensar, sentir, ser e realizar. Tudo isso só é possível com um mínimo de intelectualidade emocional para sustentar seu enorme poder de fogo.

O cérebro, esse desconhecido, é por demais potente, mas é fraco diante da emoção que o domina por completo, tornando-o um mero espectador de seus feitos e "desfeitos".

Nobre aliada da mente, a emoção torna-se inimiga quando não é levada em conta, servindo como arma poderosa contra nós mesmos. Ela pode ser entendida como um talento que as pessoas têm, com mais ou menos desenvolvimento. Não é um tipo de inteligência, pelo simples fato de que é ilimitada – e pode ser desenvolvida a qualquer momento e ampliada, ao contrário da inteligência cognitiva, que atinge sua melhor condição na idade juvenil e depois começa a decair.

A intelectualidade emocional, ao contrário, está ali para ser desenvolvida em qualquer momento da vida pelo seguro e fácil caminho do movimento. E, por não ter limite, ela pode aumentar, como costuma acontecer, conforme a pessoa vai amadurecendo, ganhando experiência e suporte espiritual, melhorando seu desempenho nas situações do dia a dia, enfim, pelo exercício e experiência da vida.

Quanto maior a elevação espiritual, maior o desenvolvimento emocional. A emoção não está presa a neurônios e axônios, como a inteligência, e sim a um entendimento maior de sua capacidade de superação diante das dificuldades do momento. Por isso uma pessoa com maior poder de acreditar em si mesma possui automaticamente mais controle sobre os acontecimentos. Principalmente quando estes são desfavoráveis – é nessas circunstâncias que se desenha o vencedor, já que, quando tudo corre a favor, fica mais fácil ter o controle da situação.

Quanto mais crescer nossa segurança, autoestima e o poder de acreditar, maior será o desenvolvimento emocional – justamente nisso é que está a grande contribuição do movimento.

Quanto maior controle sobre o movimento você tiver, maior será sua inteligência do movimento. E maior sua vitória sobre o próprio corpo, com uma contribuição mais substancial para o desenvolvimento de seu corpo emocional.

Um atleta inspirado e com domínio completo dessa incrível força consegue atingir o seu ápice, assombrando o mundo. Assim foi com todos aqueles que nos momentos-chave souberam fazer valer essa extraordinária força que vem do mais profundo de seu ser.

■ ■ ■

Quando colocada a nosso serviço, a emoção nos permite realizar algo sempre além do que a princípio nos julgamos capazes. E quando alguém acredita que pode, pode. Não precisa ser necessariamente o melhor, basta acreditar que pode ser o melhor. Então as coisas que me aconteceram, tudo o que vivi, me fizeram crer que, se alguém se acha capaz, não precisa de mais nada. Mas também não adianta todo o restante do mundo acreditar que ele é capaz se ele próprio não achar isso.

Esse acreditar tem de ser absoluto. Não se pode vacilar: "E se justo nesse dia eu não estiver bem? Se o desempenho não for bom? Se a performance cair?". Esse "se" não pode existir nunca. Simplesmente faça! Não pense! Deixe fluir do fundo de sua alma essa intuição magnífica que nos empurra para a frente. A vida conspira a nosso favor – nós é que conspiramos contra a vida. Mas, quando você se põe a realizar um objetivo, algo ocorre no universo que o impele em direção à vitória. Essa é a sincronicidade que nos rege, na qual muitos ainda não acreditam.

Quantas vezes tive pupilos tenistas que perderam o jogo porque duvidaram, porque permitiram que o "se" minasse sua certeza da vitória. "E se a minha esquerda não sair? Eu nunca consigo mesmo! E se o meu saque não entrar?".

Como o cérebro é burro, tudo o que a pessoa fala o cérebro anota e providencia – e então não consegue acertar mais nenhuma esquerda, os saques não entram, porque ela se programou para dar errado.

O cérebro é uma grande força à nossa disposição. O que quero deixar claro é que acontece um verdadeiro milagre quando você leva ao cérebro uma certeza com emoção. E assim é em qualquer assunto da vida. O impossível é algo que é impossível até que passe a ser possível. É necessário quebrar os tabus, derrubar os paradigmas. Se estes acabam, pode-se alcançar o que quiser.

Quando as realizações concretas com o corpo ocorrem, tornam-se muito fortes em nossa emoção, fazendo-nos entrar em uma outra dimensão espiritual. Abrem-se infinitas possibilidades.

Você tem de acreditar, dar o melhor que pode e deixar fluir. Nós nascemos para a vitória, não para o fracasso. Atingindo esse ponto, não há mais com o que se preocupar, porque a vida conspira sempre a nosso favor. Jamais duvide disso!

■ ■ ■

A maioria de nós passou a infância e a adolescência numa dura batalha de sobrevivência mental contra as regras de uma sociedade que cerceia nossa capacidade de desenvolver e lidar com as emoções. Somos, quase todos nós, analfabetos emocionais.

Primeiro são os pais, peritos em anular a autoestima dos filhos e provar que eles não servem para nada; depois a escola, que insiste em mostrar que a criança está lá para se comportar e obedecer e não para desenvolver seus talentos; e, por fim, a religião dá o toque final, castrando nossa felicidade e nos impingindo culpa.

Pais, escola e religião formam a base do que chamo de *tripé da anulação*: um bem azeitado "sistema de educação" que funciona com tal eficiência e habilidade em produzir pessoas inseguras e frágeis de que quase ninguém consegue escapar.

A criança veio ao mundo para representar a magnificência do ser humano e para viver com plenitude. É exatamente o que faz nos primeiros meses e anos de sua vida. Mas essa pessoa será paulatinamente destruída no cerne da sua existência.

Muitos pais são verdadeiros catedráticos da anulação, doutores singulares da castração do extraordinário potencial humano de que a criança é dotada. Depois, reclamam de seus filhos adolescentes — que são agressivos, que não os respeitam. Isso é fruto do que eles mesmos plantaram.

E plantaram a falta de respeito por mais de uma década, mandando curto e grosso: quando o filho queria ir, "você vai ficar"; quando queria ficar, "eu quero que você vá"; quando se aprontava, "essa roupa não gostei, vista outra".

A criança vai, ali em suas peripécias e traquinagens naturais, pelejando com a vida, tentando pôr para fora seus imensos potenciais e descobrir de forma pura e natural o verdadeiro mundo que está à sua frente. Na busca dessa interação magnífica, entra em casa solta e espontânea, com a vida em pura alegria e felicidade, com seu jeito natural de ser, na maior algazarra e atropelo, tumultuando a "paz" da casa.

O pai já vai dando bronca: "Por que corre tanto?" e continua: "Pare um instante, saia de cima do sofá, desça da cadeira, Olhe aí... Vai acabar derrubando o abajur. Sossegue um momento, você não tem mesmo jeito". Depois, mais calmo, querendo justificar o berreiro, diz ponderado: "Papai está cansado, trabalhou o dia inteiro... Dá um tempo!". Mas as broncas já ficaram marcadas em seu inconsciente, revelando à criança que essa forma de ser não é muito legal.

Ela está sempre experimentando o que não pode. Quer conhecer a vida, mostrar o que aprendeu na rua: "Olha, mãe, dá uma olhada", e sai correndo, bate as mãos no chão e os pés na parede limpinha para plantar uma bananeira, e a mãe já grita: "Pare de sujar a parede, olhe o que você fez! Tá de castigo!".

A criança então pensa: "Meu Deus, lá na rua só eu consegui. Achei que era um cara incrível e agora estou de castigo!". Esse é um fator inconsciente de surpreendente força.

Ela começa a perceber que, a toda hora que está alegre e feliz, leva porrada. Logo conclui que não está no caminho certo, pensa que esse negócio de ser feliz, de ficar alegre não está com nada: "Se a hora em que estou legal recebo castigo e porrada, o negócio não é por aí". Até o dia em que o garoto está lá, parado num canto, macambúzio, sorumbático, tristonho, o pai chega e diz: "Filho, o que você tem hoje?". Faz cafuné, dá carinho. O garoto pensa: "Puxa! Eu existo nesta casa...". E fica radiante. Quando estava contente, não foi estimulado. Não recebeu carinho. Recebeu castigo. O que fica no inconsciente? Fica essa força da anulação do prazer, da alegria, da beleza, da felicidade, que acabamos carregando pela vida inteira.

Todo mundo quer ser aceito. O pai, naquele dia, deu atenção ao filho porque estava triste, fez carinho. E a mãe falou: "O que você tem? Está tão tristinho...".

A criança pensa que descobriu a mina e deduz que o negócio é ficar triste. Claro que isso tudo acontece no nível inconsciente. Mas o inconsciente age no consciente sem a percepção do consciente e o que se tem é uma bomba-relógio de efeito tardio que vai minar os seus desígnios de saúde, de sucesso, de alegria de viver.

O mais terrível vem quando a criança adoece. Esse é o pior momento para estimulá-la, fazer qualquer tipo de agrado, mas é o que mais acontece. Claro que precisamos dar o atendimento adequado, saber o que ela tem e proceder aos cuidados, correr atrás do diagnóstico. Mas não podemos fazer festa com estímulos do tipo: "Olhe, hoje você vai assistir televisão até mais tarde, mas só porque está doente, viu?", "Olhe, amanhã você não precisa ir pra escola, mas só porque você está doente!", "Hoje a mamãe vai fazer aquele bolo que você adora e eu nunca faço, mas só porque você está doente...".

Instala-se nesse momento um programa de autodestruição que acompanhará a criança de forma inconsciente para o resto da sua vida e vai trabalhar, ainda que sem consciência disso, diuturnamente na destruição de sua saúde, de seu sucesso, de sua felicidade... É assim que se constrói uma criança triste, um adolescente deprimido, um adulto derrotado e autodestruidor.

■ ■ ■

Não tenho a filosofia de deixar a criança fazer o que quer. É absolutamente necessário conduzir seus caminhos, mas precisamos ficar atentos a essa condução oferecendo elementos para que ela desenvolva ao máximo suas potencialidades. Temos de estimulá-la muito, intervindo também mas com sabedoria. Não é o caso de deixar a criança fazer o que quer e sim de que ela queira aquilo que faz. É o ponto fundamental.

Nós temos de rever essa forma terrível de civilizar pessoas, massacrando identidades e as desenvolvendo para ser derrotadas e infelizes. É sabido que até os 8 anos de idade a criança já ouviu milhares de nãos. E o inconsciente é uma esponja, principalmente na presença da emoção. É tanto não, não, não, que vira uma verdadeira a*não*lação.

Ninguém pode fugir desse mecanismo da anulação. Alguns ficam mais marcados que outros, mas todos sofrem da dificuldade de manusear a felicidade, a alegria e a saúde. Percebi ao longo de minha experiência que uma profunda insegurança e pessimismo a respeito de suas possibilidades marcava os jovens que me procuravam. Eles haviam sido de tal modo marcados por essa anulação que, teoricamente, ficava impossível fazê-los enxergar o contrário.

Pareciam já condicionados a achar que nunca dariam certo. Sempre perguntando: "Mas por que justamente eu seria o campeão?". Eu sempre lhes dizia: "E por que não você?". Eles achavam estranho o que eu dizia. Nem sequer cogitavam da possibilidade de vencer.

No afã de fazer de seus filhos os melhores, acabam exigindo demais, exaltando suas falhas, corrigindo sempre seus erros e fracassos e talvez achando que algumas de suas vitórias, como acordar cedo, não faltar à escola, dar conta das tarefas escolares, enfim, fazer as coisas certas, é obrigação deles. Enaltecem somente seus erros e fracassos. E fazem isso com a voz carregada de emoção, de forma áspera, o que gera adrenalina, fixando para sempre o erro e o fracasso em sua memória.

Isso fica acentuado no comportamento dos pais que esquecem que, na cabeça dos filhos, eles são deuses e sua palavra é a maior verdade que existe. O que os pais dizem é lei para o filho. Dessa maneira, fica fixada na memória do adulto, permanentemente, a negatividade, que foi o que mais ouviu na sua vida de criança. Seus fracassos ficam marcados. Seus talentos e positividades, por outro lado, parecem nunca ter existido – ou pelo menos não estão gravados em sua mente. Assim fica difícil lembrar-se de ter acertado alguma vez. Os acertos, quando enaltecidos, são colocados para a criança com calma e equilíbrio, sem provocar o derramamento de adrenalina em sua corrente circulatória – o que marcaria fisiologicamente esses acertos em sua memória.

Que projeto de vida pode inspirar esse rapaz ou essa moça, se traz forte em sua mente a eterna derrota, fixada justamente pelas pessoas que ele ou ela mais adora e em quem acredita? Justamente por isso é que funciona o mecanismo da anulação. Por ser realizada pelas pessoas mais influentes – os pais e os professores.

Precisamos mudar radicalmente a forma de civilizar as pessoas, porque estamos tirando das crianças sua coerência com a vida, empanturrando-as de intelectualidade, arrancando-lhes a originalidade, estandardizando a mediocridade.

Esse tipo de "educação" aplicada com tenacidade pelos pais tem mais dois aliados de peso – a religião e a escola – na ingrata tarefa da anulação do jovem. Hoje as religiões estão muito diferentes, mas na minha época existiam pecado e inferno. Era um verdadeiro terrorismo com as crianças.

A escola é o desfecho da destruição da autoestima juvenil. Na hora em que o adolescente se sente uma pessoa, dimensionado na sua grandeza, repercutida no seu corpo maior, mais desenvolvido, quando, enfim, ele virou "gente" e quer impressionar uma menininha; e a menina, que está virando mulher, quer impressionar um menininho; nessa hora em que eles precisam e querem ser valorizados como pessoas, geralmente são arrasados pelos professores. O desenvolvimento de seu corpo físico deveria ser uma oportunidade imperdível para o educador lançar esse jovem para cima e amortecer ao máximo as anulações sofridas em sua infância, mas, por incrível que pareça, ele o arremessa definitivamente para baixo. Alguns parecem querer destruir o jovem que precisa de reconhecimento e busca se afirmar interiormente dizendo: "Eu sou capaz!", "Sou poderoso!", "Eu posso, tenho todas as possibilidades!".

O professor então se esmera em humilhar e negar todo valor àquele ser. Mesmo quando o aluno contraria o alicerce de suas teorias, um verdadeiro mestre poderia retrucar dirigindo-se à classe: "Puxa, eu penso diferente, mas olhem esse rapaz, vejam como ele verbaliza bem, como fala bonito", elevando-o perante seus amigos. Mas o professor ataca com ferocidade ou desprezo: "Cala a boca! Eu sou o professor, você é o aluno! Você não sabe nada".

Ouvi isso centenas de vezes nas três décadas em que fui professor e diretor de escola. É de chorar, é de doer o coração. E se o aluno tem em si uma força maior, algo que o faça insistir e ir um pouco mais longe, será massacrado pelo sistema. Será mandado para a diretoria, será suspenso. Esse é um perfil do desastre a que se condenam crianças e adolescentes. A autoestima é a mola propulsora a contrariar a força da autodestruição. Só que a escola quer mandar, em vez de ensinar a mandar para que se forme o verdadeiro líder. Ela completa com eficiência essa terrível anulação da criança. O verdadeiro mestre é aquele que exalta o discípulo e não aquele que o reprime. É o que trabalha no desenvolvimento da autoestima do jovem.

■ ■ ■

Não podemos desprezar a força de nossas anulações, porque muitas vezes elas ainda estão com raízes fincadas em nosso espírito. Elas ameaçam com o efeito contraditório de colocar as pessoas contra elas mesmas quando se empenham na conquista de determinado objetivo, inclusive o de melhorar sua qualidade de vida. É um verdadeiro boicote que muitas vezes se faz em prejuízo próprio quando se está perto de conquistar algo por que tanto se luta.

Em minha experiência de trabalho com os pupilos vi a força extraordinária desse autoboicote de que as pessoas nem sequer se dão conta. Tanto no caso de bater um recorde quanto no de realizar uma importante atividade do dia a dia, o boicote aparece muito claro e com tal força que é capaz de influenciar o organismo, causando um desarranjo orgânico qualquer ou uma enfermidade, suficientes para impedir o atleta de participar, porque aí ele venceria, contrariando sua programação interior.

Não podemos subestimar a imensa força desse dispositivo colocado na pessoa há várias décadas e nela presente em todos os momentos. Principalmente quando tenta contrariar a destrutiva programação do *tripé da anulação*.

O dispositivo atua nas pessoas que ficam naquele faz/não faz que as impede de dar certo. Precisamos estar atentos em relação a esse mecanismo estranho e extremamente forte, para, nos momentos de hesitação, fazer valer nossa decisão impondo-nos perante essa força inconsciente, para prosseguirmos no caminho adequado à saúde e ao desenvolvimento pessoal.

O boicote é mais comum do que se pode pensar, porque vem de mansinho, sorrateiro, instala-se em nossa mente e faz valer a forte mensagem implantada em nós para não darmos certo, não sermos felizes. E, como sua força é muito grande, é possível que tomemos atitudes que nos afastem de pessoas importantes ou que venhamos a agir contra o que é verdadeiramente melhor para nós.

Fique esperto, trabalhe a seu favor, combata com decisão esses fatores que o encaminham para a destruição e que levam a decisões contrárias a seu melhor desempenho ou melhor escolha.

■ ■ ■

Há muitas décadas, ao analisar a maneira como meus pupilos lidavam com suas alegrias e tristezas, com seus acertos e erros, com suas vitórias e derrotas, criei uma teoria que explica o que regula a vida das pessoas. Percebi que, quando as pessoas alcançam grandes vitórias em seus negócios, com poucas vicissitudes, dão tremenda importância somente para seus erros.

É incrível como os sucessos e acertos, até bem maiores que os erros, pesam tão pouco em suas emoções no correr do dia e como os erros e desacertos pesam tanto, a ponto de as emoções terem apenas a influência dos insucessos.

Perguntei-me para onde ia tudo aquilo que entrava no corpo dessas pessoas por meio de sua mente e por que elas não deixavam as emoções fazerem festa com as coisas boas que haviam acontecido.

Parecia que as emoções raptavam de sua cabeça as coisas boas e felizes dos acontecimentos diários. Foi então que chamei essa teoria de *teoria dos sacos*.

Percebi que nascemos com dois recipientes: um em que são colocadas nossas alegrias, nossas conquistas, nossos acertos, tudo o que podemos dizer que são nossas positividades. No outro recipiente colocam-se nossas mazelas, nossas falhas, nossos erros e fracassos, que podemos chamar de negatividades. Para efeito didático, denominaremos sacos esses dois recipientes.

Desde o início da vida, ainda na primeira infância, por necessidade de fazer de nós criaturas civilizadas, nossos pais cuidadosamente vão enchendo o saco das negatividades. São as críticas, os nãos, as repreensões ou repressões, em que sempre se salientam nossos erros. Os acertos e façanhas, esforços e vitórias parecem não receber a mesma atenção. Por uma questão cultural, os acertos são vistos como obrigações das crianças e jovens, e, como não são louvados e levados em conta, o saco das positividades vai ficando vazio. Com o tempo, nossos erros passam a ser o ponto de referência para todas as coisas. E isso é desastroso numa personalidade em formação. Querendo nos fazer fortes, nos enfraquecem, acentuam em nós apenas erros, fracassos e desacertos.

Claro que os pais sempre agem com boa intenção. É no louvável intuito de nos ajudar que nos atrapalham tanto. A criança faz cinco coisas certas e os pais, quando tinham de ficar esfuziantes, parece que têm um bloqueio para elogiar. Às vezes a criança precisa fazer oito ou mais acertos, daqueles muito bons, para então, aí sim, receber um elogio – ainda que fraquinho... Mas, se depois de tantas coisas certas cometer um único erro, recebe uma baita bronca com todas as letras.

Fica difícil para a criança suportar esse desequilíbrio e manter em evolução o seu caráter de vencedora. Um exemplo nítido é a entrega do boletim escolar. O jovem chega em casa com as notas da escola. Conseguiu notas boas na maioria das matérias, mas uma delas, apenas uma nota baixa, faz o pai se aborrecer muito. O pai esquece que no mesmo boletim existem outras oito notas altas. Mas o elogio não vem.

Dessa maneira o pai enche o saco das negatividades de seu filho, que, depois de dez, quinze anos, estará realmente com o saco cheio.

No mundo, a ordem é falar mal. Todos derrotam todos, todos anulam todos – o que pode restar para oferecer a não ser a amargura e o sofrimento da derrota que nos impingiram desde crianças? Se você tem uma bacia com abacaxis, como vai poder dar uma maçã? Ninguém dá o que não tem. Mas não podemos sair por aí apenas dando o que nos deram. Temos de reciclar isso tudo.

De um lado, o saco das negatividades passa a vida transbordando; de outro, o saco das positividades fica sempre magrinho, quase vazio. O que falta em nossa sociedade é o exercício do elogio, que encheria o saco das positividades. Mas quem elogia? Quase ninguém! Portanto, não se recebe elogio. E, se não se recebe elogio, não se elogia. Somente a crítica tem lugar de destaque em nossa sociedade. E assim caminha a humanidade...

Há que se inverter esse processo de derrota e injetar na sociedade um elemento de progresso e de conquista. Cada vez que você elogia uma pessoa é um estímulo para ela viver e um incentivo a fazer com que queira repetir o ato que lhe trouxe conforto e gratidão. Esse pequeno ato de coragem é vantajoso na sociedade como um todo. Um ambiente contaminado por tal vírus é positivo e estimulante. E é preciso coragem, porque o elogio implica lançar a pessoa para cima e às vezes ela pode subir mais alto que você; porém, se você ficar preocupado com o fato de que ela vai mais alto, é porque você mesmo se colocou num nível muito baixo.

O elogio é um ato de desprendimento e de confiança em si mesmo. Quem se sente superior elogia muito; quem se considera para baixo fica mais cioso desse ato de glória; quem nunca elogia talvez nem se encontre mais.

O elogio talvez seja o ato de maior força na sociedade e deveria ser mais usado. Em qualquer lugar, é fulminante. Seja em casa, seja na empresa, seja na escola. Se alguém começar a exercer mais o ato do elogio, pode passar a ser um ímã em qualquer ambiente – todos querem ficar ao seu lado.

A felicidade, na verdade, está no fato de as pessoas tirarem o maior proveito das ocorrências do dia a dia, salientando ao máximo as coisas boas que acontecem e menosprezando as coisas ruins. A felicidade está na nota que se dá a cada coisa.

Se você dá nota alta a um acontecimento ruim, claro que vai sentir-se mal, mas se der notas altas somente a coisas boas, viverá sempre feliz. As pessoas positivas são otimistas porque conseguem otimizar a positividade.

O resgate que fazemos com as pessoas está muito dentro desse contínuo encher o saco da positividade, salientando as inúmeras vitórias que conquistam no seu dia a dia de trabalho com o corpo. Serão tantas as vitórias em seu treinamento que essas ocorrências enchem o saco outrora vazio.

O negócio é encher o saco de seus filhos, encher o saco de seus alunos, encher o saco de seu vizinho, encher o saco de todo mundo. Mas o esforço é no sentido de encher o saco certo. Encham o saco de seus funcionários e percebam como eles se tornam mais eficazes e felizes. Cara feia, mau humor, críticas em demasia só vão encher o saco errado.

Por isso, quando perguntam por que meus pupilos vão sempre ao encontro do sucesso, eu respondo: "Porque eu encho o saco de todos eles...".

■ ■ ■

Temos de descobrir por nós mesmos quem somos. Ninguém nasce com manual de instruções. Essa é a razão pela qual passamos a vida em busca de autoconhecimento, única maneira de desenvolver nossas potencialidades e expressar o melhor de nós mesmos. Coisa que só será possível se tivermos corpo e espírito fortes, o que levará a ter uma cabeça segura, que, por sua vez, manterá o controle sobre nossas emoções. Esse trabalho conjunto deve começar pela base: o corpo.

Quando alguém muda o corpo, muda também sua cabeça e suas emoções. O caminho do corpo se faz realmente o mais eficaz para que se explorem as potencialidades humanas e se combata essa ideia de fracasso instalado tão fortemente no comportamento das pessoas. Eu utilizo o corpo como um caminho para chegar à mente das pessoas. Esse caminho oferece a oportunidade concreta de proceder ao resgate da verdade sobre a pessoa, buscando o real contato com suas origens, do vencedor que é e não do perdedor que quiseram passar à sua mente e às suas emoções.

Faço do meu método uma verdadeira terapia do corpo, em que se pode ir fundo no cerne de cada pessoa, buscar a verdade de sua razão de existência, desavoradamente tirada pela sociedade, que a faz insegura, pessimista, triste e com sentimento de inutilidade.

Oferecemos o corpo, algo concreto e matemático, para conduzir à vitória em busca da verdade e de conquistas pessoais. Cada ser humano tem seu corpo, seu bem mais precioso, que o transporta ao longo da vida. Se mudar esse corpo em seu âmago, ele muda a vida em seu cerne, em sua essência.

Nada possui mais força que aquilo que se pode ver, marcar e mensurar para que a pessoa possa ser seu próprio redentor, vivenciando, pelo corpo, as contínuas e profundas vitórias que realiza consigo mesma. É prático, é concreto. É você transformando você.

Um milhão de palavras não podem ser mais fortes que uma conquista real, palpável e concreta com o próprio organismo, que balance suas estruturas calcadas nas negatividades. E com as transformações mais amplas virá, sem dúvida, a transformação por completo. Em meu método ofereço o corpo para sua transformação como pessoa, para que deixe de ser um mero coadjuvante de sua vida e passe a ser seu protagonista. O agente fundamental de sua vida.

Em meu método trabalhamos com base em acontecimentos. Penso que saber de cabeça é não saber nada! São números, distância, tempo, frequência cardíaca de esforço, frequência cardíaca de recuperação, dados mensuráveis que se entrelaçam, mostrando, irrefutáveis, a transformação fisiológica, a vitória sobre os obstáculos que, com muito critério, vamos colocando em sua frente para ser ultrapassados. Essa é a grande proposta terapêutica, pois não há como não se fazer vencedor com a magnitude das transformações de seu próprio corpo físico, dentro do mais imprescindível fluxo de vida: coração, pulmões e circulação sanguínea, além dos músculos que se irão desenvolvendo. Esses elementos é que dilatarão suas possibilidades mentais e ampliarão suas energias físicas para favorecer o positivo enfrentamento da vida.

A superação contínua das barreiras físicas é tão-somente um meio detonador para que a pessoa tome conhecimento de sua verdadeira força, que vai se instalando vigorosa pela própria transformação do corpo. As transformações em seu coração, mostradas nos números que se modificam, apontam o caminho certo agraciando o espírito com uma corrente de infindas gratificações.

É indiscutível que uma pessoa com maior capacidade de oxigenação terá um cérebro potencialmente mais capaz e poderá fazer um trabalho mais pleno e equilibrado.

Quem muda o corpo muda a cabeça, pois ela é capaz de perceber as conquistas físicas. Claro que, se fulano está barrigudo, obeso, ele se olha no espelho e se acha horrível – sua autoestima está baixa. Se conseguir emagrecer, ficar bonito e elegante, ele terá uma imagem mais positiva de si mesmo.

Essas vitórias que vamos tendo no dia a dia, aprendendo a empurrar cada vez mais nossos limites, dão ao cérebro condições de acreditar, de forma vigorosa, que somos incríveis e muito capazes de nos transformar. Mas, sozinho, o cérebro não acha nem decide nada. Ele precisa de aliados, ou melhor, das emoções para assessorá-lo.

Só que esse lado emocional é nosso calcanhar de aquiles. É nosso maior bem, mas pode também nos fazer o maior mal. Depende de como lidamos com as emoções. Temos de desenvolver o corpo emocional, tão esquecido e preterido pelo raciocínio – este, sim, valorizado. O emocional sempre teve uma conotação ruim, um estorvo ao nosso desempenho, colocado de lado como nosso inimigo. Esquecemos que ele pode ser o nosso mais precioso amigo e valoroso aliado se o desenvolvermos convenientemente. Quando evoluído, ele trabalha a nosso favor, sustentando qualquer combate e nos trazendo sempre a vitória. O que ocorre é que a debilidade emocional que caracteriza a nossa sociedade acaba fazendo a emoção trabalhar contra nós mesmos.

Pensar é uma coisa, viver é outra completamente diferente... Saber o que é bom para nós, quase todos sabemos; no entanto, só uma insignificante minoria faz algo prático e concreto em favor de uma vida melhor. Infelizmente, a maioria das pessoas tem apenas o saber, mas não consegue o fazer, continuando nesse *status quo*, sempre pensando muito e fazendo tão pouco e sem coragem de enfrentar o novo.

Parece que as pessoas congelam e não conseguem dar esse tão importante primeiro passo. Passar para a prática concreta do fazer é que vai diferenciar aqueles que conseguem daqueles que não conseguem. Aqueles que são desenvolvidos emocionalmente daqueles que são débeis emocionais. Afinal, a prática é um milhão de vezes mais fácil que a teoria.

Saúde é entusiasmo, é disposição, é alegria de viver

Capítulo IV

- O que é saúde?
- Nosso organismo é mágico
- Quando a doença ganha a parada
- O corpo pede que se faça algo por ele
- Exercício burro não faz efeito, mas defeito
- A relação corpo-mente
- Você vale a pena, você é importante
- Estresse, a mola propulsora do nosso dia a dia
- Ser humano não é máquina
- Tomando as rédeas da própria vida
- Pare de alimentar a doença

Respeite seu corpo!
Ele merece um tratamento melhor...
Respeite-o
nas roupas que usa e não geram desconforto
mas acariciam, deixando-o confortável.
No que você come e no que você bebe,
sem exigir dos seus órgãos
esforços brutais para digerir a agressão.
No ar que respira, fresco,
nutrindo e oxigenando seu sangue,
sem entupi-lo de fuligem como se fosse
um duto de gases tóxicos.

Você já se perguntou o que é saúde, neste mundo cercado de doenças? Não basta achar que, se alguém não tem doença, está bem de saúde – essa dádiva que se manifesta pelo entusiasmo, disposição e alegria de viver. Sob esse critério, passe os olhos à sua volta, analisando quem realmente pode ser considerado saudável nos dias de hoje. Poucas pessoas, não é verdade? A maioria sobrevive no perigoso limiar de ainda não ter manifestado uma enfermidade física, apesar de sentir-se sem energia, mal, e desconhecer a causa disso.

As pessoas têm enorme dificuldade em perceber a diferença entre saúde e doença porque nossa cultura usa inadequadamente o termo saúde. Por exemplo: temos um Ministério da Doença, que, como o nome já diz, cuida da doença, porém é chamado de Ministério da Saúde.

Foi criado um novo imposto denominado "de saúde", cobrado de todas as pessoas cada vez que se emite um cheque – porém esse projeto não rege o encaminhamento do dinheiro arrecadado para o desenvolvimento da saúde e sim para a doença, com verbas para hospitais, medicamentos, etc. Claro que isso tudo é importante; afinal, temos um país doente. Os médicos não conseguem dar conta da quantidade de pessoas que se encontram fora do equilíbrio físico e mental. Muitos dos hospitais já não têm condições de oferecer um bom serviço ao povo.

O país se encontra numa situação lamentável nesse aspecto da doença. Será que, se fosse criado um ministério só para cuidar da saúde, não ajudaria a resolver esse eterno problema? Seria muito mais lógico e menos dispendioso do que esperar o cidadão ficar doente para, só depois, o Estado intervir.

Com essa nova visão da saúde, o gasto seria muitíssimo menor e o número de pessoas que entopem as hediondas filas do INSS diminuiria extremamente. De fato, se o país criasse um órgão com a força de ministério para aumentar o nível de saúde dos brasileiros, sairia na frente de todos os outros países, que, da mesma forma, se ocupam cada vez mais com a doença.

Mas o que mais deve deixar a cabeça do brasileiro sem saber o que vem a ser saúde é, sem dúvida, o chamado "plano de saúde". Todos têm esse plano de doença necessário para o caso de internações, exames laboratoriais, consultas médicas... Como se pode perceber, ele se ocupa unicamente em atender a doença. Nada nesses planos privilegia a saúde.

Alguns oferecem até um avião a jato ou um helicóptero no caso de você ser "contemplado" com um infarto – mas para que ter um infarto? Por que não fazer um verdadeiro trabalho de saúde para nunca ter de "passear" nesse helicóptero? Por que não se cuidar? O organismo pede tão pouco! Sono adequado, alimentação balanceada, atividade física sistemática, relaxamento e meditação. E mande o infarto às favas. Ele não é necessário.

Para que um hospital cinco estrelas se você pode optar por um trabalho de saúde cinco estrelas que o dispensará de ter de utilizar esse hospital?

Um dia vi um imenso *outdoor* oferecendo um desses planos de doença, que dizia: "365 dias grátis na UTI". Pensei: "Deve ser um treco maravilhoso essa tal de UTI, porque, pro cara querer ficar lá 365 dias...".

É óbvio que, com esse tipo de enfoque, as pessoas não podem mesmo entender o que vem a ser saúde. Isso tudo confunde as pessoas, que acham que, porque não estão doentes, têm saúde. Nem sempre isso é verdade. A maioria das pessoas não está doente, mas também não tem saúde.

Saúde é alegria de viver. É estar encantado com a vida. É ter entusiasmo, energia, vitalidade, disposição. Saúde é um processo de equilíbrio do organismo. São milhões de mecanismos interagindo e movimentando o interior do seu corpo para que tudo funcione adequadamente. A pessoa encantada com a vida tem o cérebro trabalhando na formação de hormônios de altíssima qualidade que vão nutrir a perfeita elaboração da química interna nos bilhões de reações que ocorrem no organismo todo o tempo.

Em países do Primeiro Mundo existe uma preocupação, principalmente nas empresas, de diminuir gastos fabulosos na área da doença. São programas chamados "de saúde", mas que, infelizmente, se envolvem apenas com *fitness*, que evidentemente não é *health*. No Brasil já possuímos algo parecido mas, da mesma forma, investem em condicionamento físico e não na saúde como um todo.

Tenho a respeito um caso interessante para contar. Um médico superqualificado, com Ph.D. nos Estados Unidos, um belo dia sentiu-se mal num *shopping*. Providenciado socorro, foi encaminhado ao hospital em que trabalhava, só que agora na condição de paciente. Os médicos fizeram vários exames e concluíram que ele não tinha nada. Ele reclamou que não era possível, que estava se sentindo mal. Como era médico, fizeram mais uma batelada de exames para provar que realmente ele não tinha nada. Mas ele continuava se sentindo doente.

Esse médico me procurou para dizer: "Tenho lido muito a seu respeito, e você é minha esperança para saber o que tenho". Vendo seu jeitão e por todos os exames realizados, concluí: "Escuta uma coisa, você não tem absolutamente nada". Ele ficou decepcionado: "Mas como não tenho nada? Estou me sentindo mal, não aguento, me sinto cansado, não tenho energia". Eu já havia atendido a muitos casos assim e lhe disse bem claramente: "Você não tem nenhuma doença, o problema é que você não tem saúde". Aí ele ficou espantado. Emendei: "Você ainda não tem uma doença estabelecida, mas está por muito pouco. Ela anda por aí rondando, rondando. É que os seus níveis de saúde estão muito baixos. Estão lá no pé da mesa". Enquanto falava lhe mostrava com a mão o longo pé da mesa. "O que você precisa fazer, e rápido, é elevar seus níveis de saúde para patamares superiores. A doença ainda não se pronunciou, mas está por muito pouco. Você está naquela casquinha, como costumamos dizer, em que seu corpo vem lhe dizendo, e há bastante tempo, para fazer alguma coisa por ele."

O que ocorre é que as pessoas não se dão conta desse mecanismo de aviso que o corpo dá. Ele está sempre a lhes dizer as coisas, mas numa língua que elas não compreendem bem; afinal, elas não se encontram com elas mesmas, não procuram se conhecer melhor.

Precisamos ficar atentos às reações do nosso corpo. Porque ele fala! E energicamente, fazendo aparecer nele próprio as mais diferentes ocorrências. Se você ataca apenas os efeitos imediatos, é como lhe tapar a boca – ele continuará sofrendo, até que um dia não aguentará mais e cederá, perdendo esse esplendoroso equilíbrio da vida.

No caso desse meu pupilo médico, ele não apenas entendeu tudo, mas fez – e fazer, com licença do jogo de palavras, é o que faz toda a diferença. O mérito sempre é da pessoa que se descobre e faz. Meu método somente é responsável pelo trajeto – é a própria pessoa quem o percorre.

Depois de dois anos, ele se tornou um grande atleta, cuidando-se muito bem. Continua trabalhando demais, mas agora intercala relaxamentos nas suas atividades profissionais. Aprendeu a dormir cedo e bem, a nutrir-se em vez de apenas comer. Incluiu em sua vida a atividade física sem exageros, fazendo valer o bom senso, em que até uma maratona foi um passeio, porque ele não se preocupou com o tempo de percurso e sim em aproveitar e curtir cada momento de redenção de seu corpo a realizar algo que para ele era inédito.

Outro caso ilustrativo é o de um senhor que havia desenvolvido uma filosofia triste, porém interessante. Ele me procurou no interior paulista há mais de trinta anos para um trabalho.

Era muito rico. Possuía tudo o que o dinheiro pode comprar, mas estava doente. Tinha perdido a saúde no corre-corre pelo sucesso, pelo dinheiro. Disse-me: "Professor, sabe o que é realmente valioso na vida? É tudo aquilo que você não pode comprar!". E completou: "Hoje eu posso comprar tudo o que você puder pensar: o carro mais caro do mundo, uma cobertura em Nova York, um palacete em Londres, qualquer coisa, mas tudo isso não vale nada. A minha saúde, essa eu não posso comprar. Então percebo que é isso o que realmente vale! Não há dinheiro no mundo que compre a saúde depois que você a perdeu". Percebam que filosofia clara, bonita e lógica.

Tudo o que você pode comprar não tem valor. Aquilo que você não pode comprar, justamente porque já veio no pacote da vida, dado de graça pelo Criador, é que realmente tem valor. A prova concreta disso é sua saúde, sua paz, sua felicidade. E parece que quem mais possui esses valiosos bens são justamente os que não possuem tantos bens materiais.

O homem é que se coloca nesse atrito medonho. São tantos os compromissos, a competitividade! E a balbúrdia aumenta cada vez mais conforme aumentam as informações e a tecnologia, porque ele vai ficando menos sábio e mais para fora dele mesmo. A vida não precisa ser assim. Isso é obra do homem que se direcionou errado no caminho de sua existência. Mas um dia ele há de encontrar a estrada certa...

Você que lê este livro e ainda tem saúde, mesmo que ela esteja na sola do pé, já com um nível muito baixo, é o cara mais rico do mundo. É privilegiadíssimo, pois tem o bem mais precioso, o bem mais valioso do mundo, o qual nenhum dinheiro pode comprar.

Pense nisso e permita-se investir em sua saúde, até porque ela pode estar num nível muito baixo e você deve elevar esse nível para patamares superiores, que o deixem distante da doença.

Nosso corpo é uma máquina estupenda que possui reservas espantosas com recursos suficientes para permanecer na luta quando necessário.

Não fora isso e não estaríamos aqui, sobreviventes de tantos momentos de extremosa luta e desafios inimagináveis que nossos ancestrais tiveram de vencer, sobrepujando situações que ultrapassaram muitas vezes seus mais angustiantes limites.

Essa oportunidade maravilhosa que o organismo possui é representada, para efeito didático, por um elástico que permite excessos exacerbados, levados pela vontade extrema de vencer. Isso faz parte do jogo da vida.

Assim como podemos esticar esse elástico, temos também de soltá-lo para que afrouxe devidamente. Essa possibilidade de esticar o elástico demais ou só um pouco, ou ainda de não esticá-lo, está na relação direta de nosso nível de saúde.

Um alto nível de saúde promove mais possibilidades de esticar esse elástico. Um médio nível, menos possibilidades. Porém, um nível muito baixo põe em perigo a necessidade de se usar esse mecanismo.

Podemos representar a saúde, para efeito didático, por uma coluna, com graduações de zero a dez – zero para a base e dez para o topo.

Nessa coluna, que nota você daria a sua saúde, levando em consideração o sono revitalizador, a alimentação equilibrada e em pequena quantidade, o movimento sistemático do corpo físico feito sempre de forma agradável e em equilíbrio de oxigênio, e os momentos de paz, relaxamento e meditação?

Quando conseguimos elevar nossa saúde o mais próximo do dez, podemos usar e abusar do mecanismo do elástico, esticando-o quanto for necessário para aquelas situações imperiosas que surgem na vida. Aqui não há que se preocupar com a saúde, desde que logo em seguida ocorra um período de afrouxamento desse elástico por meio dos necessários descanso, relaxamento e distrações longe de atividades profissionais.

Se a nota já não for tão alta, mas acima da metade marcada pelo número cinco, também se pode utilizar bastante esse mecanismo do elástico. Mas agora de maneira não excessiva, para não chegarmos muito próximo do zero. Se você sabe em que faixa está, saberá quanto pode descer!

Se estiver com a nota abaixo da metade, tem de ficar esperto com esse elástico, porque, quando menos esperar, pode chegar ao limite (zero). Com baixa pontuação de saúde, próximo da base, não faça uso do mecanismo, porque aí já se torna perigoso, além da dificuldade de recuperação. Procure sair rapidamente daí! Não é assim tão difícil fazer algumas dessas coisas que relacionei acima para promover uma subida considerável em seu nível de saúde. Quero sua nota lá para cima.

Tudo depende apenas de você. Ponha os pés na estrada, a cabeça no travesseiro bem cedo, a boca na comida certa e relaxe. Enquanto não passar do zero tudo é muito fácil para elevar o nível de saúde: bastam alguns dias de repouso e tranquilidade, passeio e distrações, uma viagem e você estará novo outra vez. Mas, se ultrapassar esse limite, estará próximo de conseguir um desequilíbrio na possante e invejável máquina humana, que, depois de vergar sob sua irresponsabilidade, ficará muito vulnerável a tudo. Então não deixe isso acontecer. Nada, absolutamente nada é mais importante que sua saúde.

Conscientize-se de sua margem de abuso, que é absolutamente normal, e faça força para estar sempre com uma nota alta, próximo a dez, justamente para usar a vida ao máximo e resplandecer diante dela. Poder vibrar gastando essa energia em situações necessárias e gratificantes, nas quais tudo rolará numa boa. Seu corpo é magnífico, capaz de o levar às alturas! Basta ter um nível alto de saúde...

■ ■ ■

O doente é aquela pessoa que rompeu com os fundamentos básicos da vida. Rompeu com princípios simples, como dormir, alimentar-se adequadamente, ter uma atividade física sistemática, relaxar... Mas o organismo é mágico. Ele consegue, às vezes, durante trinta anos ou mais, manter a pessoa sem nenhuma doença, mesmo que sem saúde e esplendor de vida.

Acontece que, de repente, pelo tanto que a pessoa não se levou em consideração, rompe-se esse frágil equilíbrio. Se ela não mudar de postura e não arranjar tempo para movimentar-se; se não tiver uma alimentação sossegada e tranquila, mastigando mais; se não se der a oportunidade de ir para a cama às 10h30 da noite, continuará não existindo em sua própria vida.

Se não conseguir impor limites, aprendendo a dizer não, e continuar o tempo inteiro pensando negativamente, estará sendo sua maior inimiga. A qualquer momento essa pessoa pode perder o equilíbrio, tendo suas defesas imunológicas diminuídas – e a doença ganha a parada.

Podemos dizer que 90% dos brasileiros não têm doença, mas o problema é que 90% deles também não têm saúde, estando sempre no limite que não evidencia doença nem saúde, mas uma triste sobrevivência...

O que precisa ser recuperado é o encantamento com a vida, o estado de entusiasmo, pois saúde é alegria, é energia, é vitalidade, é disposição. Uma pessoa triste pode não ter doença, mas não é uma pessoa saudável. A pessoa positiva é a que acorda entusiasmada, otimizando-se em relação à vida, olha a manhã e fala: "Que manhã maravilhosa! Vai ser um dia incrível". Esse otimista é saudável. O pessimista não favorece sua saúde. É o que acorda desanimado colocando enormes barreiras diante da sua própria vida, ampliando seus problemas. Será só uma questão de tempo para que a doença, que está embrionária dentro dele, irrompa. A tristeza, o rancor, o desânimo, a desilusão afetam o sistema imunológico e podem baixar sua resistência. E fazer com que se perca o equilíbrio interno.

A pessoa que tem saúde, ao contrário, quando a doença vem, dá um peteleco e põe a doença a nocaute. O cérebro, cuja maior função é a manutenção da vida, está sempre alerta e tem um poder extraordinário, suficiente para obedecer às exigentes e austeras ordens da pessoa. Por isso não devemos nunca deixar nossa saúde chegar a esse tênue fio que separa a saúde da doença. O que temos de fazer? Melhorar os níveis de saúde por meio da correta postura diante da vida. Não temos de esperar ficar doentes para então nos preocuparmos com a saúde.

O homem descuidado de si fabrica suas doenças. Pessoas na faixa dos 40, 50, 60 anos exibem um leque de moléstias, como câncer, infarto, hipertensão, osteoporose, diabetes... Tiveram muitos anos de descaso com o próprio corpo para permitir que elas se instalassem. Isso é o resultado, não é que precise ser assim.

Estamos numa transição espantosa em que a tecnologia assusta e confunde. Hoje se fala do genoma humano. E pensa-se que se pode conseguir tudo pela mudança genética – alcançar a longevidade, a saúde perene sem doenças. Realmente, a genética é maravilhosa. É tudo em nossa vida. É ela que oferece a espantosa programação de como somos exatamente, desde o menor detalhe, como a cor da pele, o tipo de cabelo, até a altura a que podemos chegar. Precisamos entender que ela somente oferece as nossas possibilidades, porém tudo está conectado ao meio ambiente e à maneira como interagimos com a vida.

Podemos ser projetados para ter 1,82 m de altura, e no entanto isso ficar apenas em nosso potencial, quando na verdade chegamos a 1,68 m ou 1,72 m sem atingir o pico de nosso potencial de estatura. Tudo vai depender de como interagimos com o meio ambiente, com atividade física adequada, correta alimentação, etc.

Da mesma maneira, as programações desastradas de seus genes no sentido de fazê-lo mais suscetível a determinadas doenças vão depender da sua forma de viver. O que sempre vai importar é o meio ambiente, o meio social, suas emoções na interação com tudo isso, seu estilo de vida, seus hábitos, a maneira como você administra sua vida... A forma como você vive a vida é que determina tudo.

Tenho claro em minha mente, pelo que realizei de concreto com todos os tipos de enfermidade de fundo genético, que toda a verdade está no que as pessoas fazem de sua vida e não na vida que as pessoas recebem geneticamente. É certo que as possibilidades genéticas são um fato concreto, mas querer dizer que se vai contrair a doença por possuir uma carga genética defeituosa, aí é demais... Somente se irá adquirir esse tipo de doença ou qualquer outra se se batalhar por isso, desenvolvendo o potencial com uma vida torta e destruidora. Tudo se baseia em sua forma de viver.

O que faz a diferença são seus hábitos destruidores, que funcionam como um gatilho disparando a bala contra você mesmo. Quem aperta esse gatilho e faz vir à tona a parte fraca dos genes é você, se tiver um estilo de vida de total desrespeito à sua saúde.

Já tive muitos pupilos com casos de traços genéticos para determinada doença em sua família, e começando a desenvolver a doença, que conseguiram não somente fugir dela, como afastar gradativamente a possibilidade de materializar-se esse potencial.

Essas pessoas deixaram de tomar os medicamentos necessários e nunca mais tiveram nenhum problema, distanciando-se das enfermidades graças à higidez que construíram em seu organismo. Muitos pupilos já me mostraram em que medida a genética é relativa. Além do quê, você pode ter o melhor traço genético do mundo que, se perder o equilíbrio, cairá também. Sua carga genética é apenas o seu rol de possibilidades, tanto positivas quanto negativas. Só que você é que tem de trabalhar para desenvolver tanto umas quanto outras. Nosso método consiste justamente em fazer você explorar ao máximo suas positividades e deter da melhor maneira possível suas negatividades.

O homem não nasceu para ser doente nem para ser triste nem infeliz nem derrotado. Nasceu para ter sucesso e saúde.

A saúde é um direito do homem. Todos dizem que é um dom, mas só da boca para fora. Na hora do cada-um-consigo-mesmo, a emoção mal desenvolvida o impede de fazer as coisas boas e necessárias para si próprio. Então, com o passar dos anos, essa pessoa vai ficando triste, deprimida. Acumula raiva e ódio, o que é uma estupidez, porque está produzindo uma porção de venenos tóxicos que podem alimentar qualquer doença, até um câncer, mesmo que com isso o organismo tenha de se arrebentar de trabalhar para fabricar milhões de células a mais.

Cada um deve trabalhar a saúde não só para mantê-la, mas para elevar seus patamares. Na aplicação do meu método percebi que não existe idade para uma pessoa começar a mudar. Eu digo que é a relatividade, ou melhor, a "relativa-idade", ou seja, que a idade é relativa ao nível de saúde que a pessoa se põe a conquistar. Você pode ter 60 anos e estar com 30. Já trabalhei com pessoas que, com 26, 28 anos, estavam com mais de 70. Tudo é muito relativo. Depende apenas dos cuidados que você tem com a saúde.

■ ■ ■

A mudança começa por pequenos gestos. Faz-se uma curta caminhada, por exemplo, e essa aos poucos vai sendo aumentada. Tudo começa com um simples primeiro passo. Se a pessoa persistir por noventa dias, período em que aparecem as transformações orgânicas substanciais, não conseguirá mais parar. A reação é formidável. A pessoa se transforma. Parece que o nosso corpo está à espera de que se faça alguma coisa por ele.

É preciso perceber que o movimento deve estar ligado ao desejo de atingir objetivos maiores, como fortalecer o coração e ajudar o cérebro a funcionar melhor – deixando fluir mais soltas as emoções, atingindo com isso um nível mais alto de espiritualidade. E aqui quero entrar no âmago da discussão sobre o que é saúde e o trabalho do movimento com o corpo.

O corpo é o nosso maior patrimônio. É ele que nos possibilita a ação e a adequação ao mundo que nos circunda. Só que o corpo não pode ser visto como um fim em si mesmo, mas como o meio pelo qual penetramos em nossos outros corpos, o espiritual, o emocional e o mental.

Quem só pensa no corpo como algo a ser moldado e o maltrata por meio da malhação; ou o usa como máquina, de olho apenas no rendimento físico, está muito longe de ter saúde. Pense que *fitness* não é *health*. O corpo deve ser tratado com carinho.

Você, que faz uma atividade física de maneira muito forte, pare e reflita. Você está dormindo convenientemente? Está se alimentando adequadamente? Então, parabéns! A atividade física ocupa lugar importante em sua vida, assim como em meu método, porque é o terceiro ponto mais importante para se ter saúde.

A primeira parte é o sono; a segunda, a alimentação; o movimento é apenas a terceira parte. Coloco o sono como item fundamental no meu método de trabalho. O que quero dizer é que a pessoa que está fazendo atividade física e tem como objetivo a saúde tem de dormir e se alimentar corretamente para restabelecer as suas funções orgânicas e tirar proveito de seu esforço.

O exercício não faz nada mais que levar o sangue para a região trabalhada. O desenvolvimento vai acontecer depois da atividade física. Por isso é tão importante o repouso – sono –, bem como os nutrientes que circulam em seu sangue – alimentação. Sem isso não adianta fazer atividade física, pois é como o pedreiro que faz a argamassa, prepara o cimento e fica esperando os tijolos para erguer a parede, e os tijolos não vêm. Aí não adianta. Não vai ter parede mesmo.

O corpo de quem faz musculação, corridas ou caminhadas fica esperando os tijolos. Só que se a pessoa não se alimentar corretamente, não ingerir a proteína tão importante, mas comer gordura, fritura, açúcar, refrigerante, etc., não vai ter os tijolos circulando em sua corrente sanguínea.

Quando falo em tijolos, refiro-me aos tão importantes aminoácidos que são as unidades formadoras da proteína. E, se não há proteína suficiente na alimentação, não haverá tijolos para erguer a saúde. Vão ficar lá o pedreiro, a argamassa, a cal, a colher de pedreiro importada – que são as altas tecnologias atuais usadas nas academias – esperando, mas a parede não vai aparecer... Tanto o coração, no trabalho aeróbio, quanto os músculos, no trabalho muscular localizado, não receberão os nutrientes para o seu total desenvolvimento. Aí o exercício físico não só não fará efeito como vai produzir defeito. Por quê? Porque vai tirar a saúde. A pessoa estará somente perdendo energia.

■ ■ ■

O corpo é o caminho para o maravilhoso mundo interior – esse é o meu método, essa é a minha profissão. Tenho uma visão do homem como um todo e não do físico pelo físico. Uso, sim, o corpo como um caminho para chegar à mente, às emoções, ao espírito das pessoas. E o movimento é a chave para o desenvolvimento interior.

Ascender a patamares mais altos de saúde não significa atingir um determinado nível e ficar lá, estável para sempre, coisa, aliás, impossível. A vida é instável por natureza e a impermanência é a regra geral. Tudo muda o tempo todo.

Equilibrando-se precariamente sobre uma prancha é que o surfista consegue atingir a crista da onda. Por isso digo que não é fácil aprumar-se e também não é fácil manter o prumo. Mas tem uma regrinha que funciona: não conseguiu seguir seu treinamento? Não seja oito ou oitenta. Não se sinta culpado. Se você tinha de caminhar cinco vezes na semana e só caminhou duas vezes, não pense nunca em desistir. Tem de insistir e pensar: "Tudo bem, o.k. Vou retomar". O que interessa é estar pensando sempre que será bom, que será diferente, que você vai se modificar, vai acertar, vai fazer. O importante é viver o momento com as antenas ligadas.

É muito comum a pessoa dar uma arrancada no início e logo, um ou dois meses depois, por algum motivo – porque viajou, porque simplesmente não fez, porque teve muito trabalho, etc. –, parar de caminhar ou correr, conforme o caso. De repente ela pensa assim: "Ah, já que não fiz ontem, não vou fazer hoje também". Daí amanhã pensa: "Bem! Já que falhei dois dias, vou deixar para retomar na segunda-feira…", mesmo ainda sendo quinta-feira. Mas na segunda-feira pode dar uma preguicinha e aí vem o pior: "Agora que eu já parei por dez dias não vou fazer mais nada". Essa é a pior reação. A pessoa não pode ser dura. Tem de ser macia com ela mesma. Tem de dizer: "Puxa, por que será que fui dar essas mancadas?". Tem de acreditar que isso é só um momento, uma exceção. O que não pode é desistir. Volte à luta, insista e vença essa fase. Insista, insista. E, quando achar que não dá mesmo, aí você começa a persistir.

Não esqueça que você tem marcado em seu inconsciente, pelo *tripé da anulação*, um programa de autodestruição que fala alto. Mesmo sem percepção disso, você tende a trabalhar contra suas vitórias, contra você mesmo. É estranho, mas é exatamente isso que ocorre com algumas pessoas. Então você precisa ficar alerta, porque, quando está tudo dando certo, inexplicavelmente ocorre alguma coisa que vem do seu inconsciente, o boicote, para intervir e não deixar o seu sucesso acontecer. Isso não deveria estar em sua programação. Mas o inconsciente age no consciente sem este perceber. Por isso é que em meu método trabalhamos numa reprogramação mental, por meio do enorme sucesso com o corpo.

É nessa luta que elevamos nossa qualidade de vida. Coisa que independe dos outros ou de aspectos econômicos e sociais. É uma tomada de atitude em direção à autovalorização. Começa por achar que você vale a pena, que você é importante.

Acredito piamente que a pessoa feliz não fica doente. A pessoa alegre, muito alegre, fortalece seu sistema imunológico, fornecendo munição para combater a doença. Por isso, se fizer uma boa sessão de risadas de manhã, outra à tarde e à noite, dificilmente ficará doente.

■ ■ ■

O estresse, que costuma ser visto como grande vilão de nossas vidas, nada mais é que a pressão imposta a cada um de nós no dia a dia. Em si, ele é altamente positivo. É a mola que nos impele a fazer o que é necessário e nos coloca no melhor de nosso desempenho nos momentos em que somos exigidos. Esse estresse é natural ao organismo. É ele que nos faz agir diante de determinada situação, derramando estimulantes em nossa corrente sanguínea. É graças a ele que a espécie humana se perpetuou ao longo da história desde os primórdios, quando nossos ancestrais tinham de correr ou de se defender dos predadores que apareciam de repente.

Esse processo de fabricação de hormônios estimulantes, que nos deixa de repente eufóricos ou capazes de não sentir dores em uma hora de risco, é altamente benéfico. É um recurso extremo do organismo para nos pôr a salvo. O grande problema é quando o estresse se torna crônico. Aí ele vira nosso pior inimigo. Um vilão capaz de minar a saúde.

A vida do homem moderno parece um videoclipe, cheio de luzes, poluição e perigo por todos os lados. É evidente que, nesse fluxo incessante de acontecimentos, não dá nem tempo de o homem se adaptar.

A sociedade perdeu o sentido do ser. Vivemos em pânico, no meio do caos, querendo ganhar cada vez mais, trabalhar cada vez mais, produzir cada vez mais. O homem premido por tantas solicitações se esquece dele próprio e se projeta para as coisas ao seu redor. É só competir, competir, competir.

Estamos vivendo um momento em que o deus mercado transforma indivíduos em consumidores. Tudo está voltado para o consumo e o ser humano acaba se consumindo nessa história. Resultado: o homem vive estressado. E uma pessoa estressada tem as portas escancaradas para todo tipo de doença. Se pudermos fugir desse estresse, podemos nos curar de quase tudo.

Ninguém pode se isolar do mundo moderno, mas podemos adotar atitudes e comportamentos que nos levem de volta ao aconchego e ao silêncio restaurador de cada final de dia.

Nossos ancestrais não tinham luz elétrica. A luz constante é um fator de estímulo. Experimente chegar em casa e apagar as luzes, acender algumas velas: com isso, você já diminui um pouco seu grau de estresse. Todos nós temos necessidade de escuro total.

O homem antigo dormia e acordava com o dia. Evite ligar a televisão, um fator altamente estressante. Coloque uma música calma. Temos de buscar o estímulo, mas também o repouso. O trabalho, mas também o descanso.

Trabalhar não faz mal, trabalhar muito não faz mal, trabalhar demais também não faz mal. O que não pode é trabalhar indefinidamente, de forma sempre contínua. Lembra do exemplo do elástico? Você pode esticá-lo, mas tem de afrouxá-lo para que possa esticá-lo novamente. Se esticá-lo indefinidamente, depois de certo tempo ele pode romper e aí não tem mais jeito! Assim deve ser o dia a dia de qualquer pessoa. Muito trabalho não faz mal, desde que possa ser entrecortado por momentos de descanso, por períodos de lazer – para que sua saúde não perca o poder de permitir essa flexibilidade. E para que, quando envolvido no trabalho, a produção seja aumentada e você não corra riscos. Veja o exemplo do coração: ele trabalha e relaxa o tempo todo. O coração é uma filosofia de vida que ninguém percebeu. Pode contrair 3 milhões e 500 mil vezes, mas relaxará outros 3 milhões e 500 mil vezes.

Há pouco tempo, as empresas ainda se comunicavam com suas filiais solicitando algum tipo de informação por telex. Tinha-se de esperar aquela máquina lenta e barulhenta cuidar de enviar a mensagem e de receber a resposta. Era um momento de *relax* natural porque demorava. Então, a pessoa ali tinha tempo de se esticar, dar uma boa espreguiçada, um bocejo – tão gostosos e importantes. Podia caminhar até seus colegas e com eles jogar um pouco de conversa fora. Podia olhar a paisagem e sentir o local em que estava. Podia sentir sua vida.

É claro que essa pessoa tinha maior poder de concentração, produzindo mais e mantendo melhor nível de saúde. Fazia esse importante mecanismo do elástico afrouxar um pouco para poder esticá-lo novamente.

Aí veio o fax para tirar um pouco do sossego das pessoas, porque, ao mesmo tempo que se colocava um papel no fax transmissor, o fax receptor já estava recebendo. No mesmo instante. Aliás, era incrível pensar que um monte de letrinhas que saíam através do fio do telefone pudesse chegar do outro lado do mundo instantaneamente e, pasmem!, cada letrinha no seu devido lugar. Eu pensava que isso era muito louco, pois as letrinhas atravessavam oceanos imensos rapidamente e chegavam sem nenhum embaralho. Eu achava isso o máximo. Porém, já era o aumento das solicitações de atenção da pessoa no trabalho, porque, se se passa um fax, em seguida vem outro fax como resposta. Essas coisas se instalam com tal facilidade em nossa vida que fica difícil imaginar sua inexistência há tão pouco tempo. Dessa maneira o estresse vai-se instalando e a humanidade nem se dá conta. Hoje, de olhos esbugalhados em frente a um microcomputador, o elástico é esticado o tempo todo. Nem bem se envia esse tal de e-mail e já se tem a resposta. Aqueles momentos de relaxamento, em que se tinha a chance de soltar o elástico, já não existem mais.

Precisamos nos convencer, definitivamente, de que o ser humano não é máquina e, embora os estímulos não cessem, o homem tem de aprender que tem de parar. Tem de saber parar. Tem de, intimamente, resgatar seu ancestral que acendia a fogueira no final do dia para repensar a vida, integrar o pensado, compreender o aprendido e, enfim, descansar. Dormir profundamente. Deixar brotar o novo dia, para, aí sim, entregar-se de novo à nova batalha...

■ ■ ■

O homem é um ser especialíssimo, carregado de emoções, provido de uma infinidade de sentimentos. Esses sentimentos podem ser nobres ou desastrosos, dependendo do exercício que se faça deles. O que se exercita se desenvolve; o que não se exercita atrofia. É a lei da natureza.

Desenvolvendo as emoções, chega-se a um ponto em que é possível dizer: "Eu posso". Isso vem com o tempo, com os embates e vitórias concretas conseguidas no dia a dia por meio do corpo. E é dessa maneira que criamos condições para mudar nossas ações e tomar as rédeas de nossa própria vida.

Percebendo que necessita botar o pé na estrada, pôr o corpo em movimento, o homem vai em direção à saúde. Ele então começa a preocupar-se com o que utilizará como seu sagrado combustível nos momentos em que vai se alimentar; saberá que seu corpo não é uma máquina e precisa repousar; tomará atitudes que o ajudarão a reequilibrar-se do estresse cotidiano relaxando mais.

Qualquer pessoa, independentemente do nível socioeconômico, pode dar um basta à ciranda neurótica que ameaça consumir-lhe a vida. Comece rompendo velhos hábitos, tendo consciência de que seu cérebro é regido pelas emoções – e que nessa cadeia de pensamentos negativos é você mesmo quem produz os venenos tóxicos que joga no interior de sua máquina humana, envelhecendo antes da hora, deteriorando sua saúde. Só você pode parar de alimentar a doença.

O homem tem o livre-arbítrio, o poder de escolha. E o melhor é que ninguém pode fazer isso por você. Se é assim, escolha o melhor para a sua vida; afinal, ela é única e nunca vai se repetir...

O sono é decisivo na manutenção e elevação de seu nível de saúde

Capítulo V

- A base de toda nossa vida é o sono
- Quem não dorme bem está a perigo
- Acelerando o envelhecimento
- O sono é um diálogo interno
- Restaurando a máquina humana
- Pouco sono, muitas doenças
- Baixando o nível da excitação mental
- O homem é o animal do hábito
- Quando seu corpo pedir cama, vá!

*Respeite seu corpo
no sono que relaxa, solta, predispõe,
organiza os hormônios,
elimina os excessos, recompõe
todas as células do nosso organismo,
liberta o inconsciente para o encontro
com a energia universal.
Sono sem barulho,
sem interrupções, sem telefone,
com cama macia, lençóis de algodão,
paz, silêncio,
tranquilidade.*

O sono é o item número um do meu método. É a coisa mais importante, o ponto de partida, a base sobre a qual vai se assentar toda a atividade física – e o ponto de chegada, pois será por meio das boas horas dormidas que se irão operar as transformações feitas pelo movimento.

O sono é o elemento mais importante para todas as pessoas em qualquer atividade profissional, porque é vida. Quem se envolve sadiamente com uma atividade física sistemática tem a obrigação ainda maior de ter um sono mais profundo, mais reparador e de maior duração.

Deve-se acrescentar ao menos uma horinha a mais. Claro que isso dependerá da intensidade do trabalho com o qual você se envolve diariamente. Temos de entender que é justamente durante o repouso total de nossa extraordinária máquina humana que o organismo absorverá e assimilará todo o esforço realizado durante o dia.

É incongruente desperdiçar todo um maravilhoso trabalho feito com o corpo não dormindo o suficiente em qualidade e quantidade. Porém, de modo geral, as pessoas não dão o devido valor ao sono. Muitas chegam a achar que é um estorvo em sua vida.

O problema é que a nossa sociedade colocou o homem num tal nível de competitividade, que o sono passou a ser um obstáculo. É preciso trabalhar, render muito, produzir mais. Dormir passou a ser sinônimo de pura perda de tempo.

Esse foi um grande embate que tive nas décadas de 1960 e 1970 e até mesmo no final da de 1980. Nessa época, quando apresentava meu método e falava duro que estava errado dormir tão pouco, as pessoas me olhavam como se eu fosse um ET. E se vangloriavam, achando-se mesmo extraordinárias, fabulosas, porque, dormindo pouco, não perdiam muito tempo. E tinham como objetivo dormir cada vez menos – era uma espécie de competição, principalmente dos grandes empresários e altos executivos, para ver quem dormia menos. Terrivelmente, havia quem já estivesse dormindo apenas quatro horas e sentisse um superorgulho dessa catástrofe para sua saúde.

Cada um de nós tem uma necessidade específica de sono, mas para quase todos essa necessidade costuma girar em torno de oito horas. Quando treinei a tenista Cláudia Monteiro, que foi uma das maiores jogadoras brasileiras da década de 1970, percebi que ela tinha necessidade de dormir dez horas. Quando dormia nove, chegava mal-humorada, irritada e tinha uma péssima performance. Quando dormia dez ou onze horas, produzia mais, ficava mais entusiasmada, feliz, mas o mais importante é que sua frequência cardíaca baixava rápido e sua performance era extraordinária. Não havia nada de errado com ela, assim como não há nada de errado com quem dorme sete horas e acorda exuberante. É uma questão fisiológica.

Eu digo que se a pessoa dormir seis horas poderá estar plena, se dormir cinco horas, também. Só que é preciso não esquecer que estará forçando seu organismo a aguentar aquele dia, lançando mão de elementos estimulantes que são carreados para a corrente circulatória para promover seu rendimento. Claro que o organismo se adapta, mas isso tem seu preço. O organismo é como uma conta bancária numa instituição financeira na qual você pode entrar em débito algumas vezes mas não pode estar no negativo o tempo todo, porque o organismo cobra caro. Com juros altíssimos. Acho que somente o organismo cobra mais que as instituições financeiras...

Muitas pessoas não distinguem mais o número de horas necessárias para dormir, pois, com cinco ou seis horas de sono, desenvolvem o dia muito bem. Mas isso vem à custa de hormônios que sobrecarregam a capacidade fisiológica e química do organismo, que, embora se adapte, leva a um quadro de trabalho excessivo e por consequência envelhecimento precoce.

As pessoas conduzidas por essa sociedade que exerce sobre elas uma competitividade exacerbada, superestimuladas por todos os meios com desafios cada vez maiores, vão perdendo os parâmetros desse valioso momento para o organismo e acabam subestimando o importante mecanismo de reparo do corpo. Criam assim uma verdadeira máscara que não corresponde à realidade e causa um ônus fisiológico para o próprio organismo.

A pessoa que rompe seus limites está numa situação perigosa, não sente dor, não sente cansaço, não sente nada. O cérebro a coloca em estado de alerta e ela rende. Tem gente, por exemplo, que vara noites no carnaval, nos dias seguintes trabalha, ainda bebe, e fala: "Meu Deus, estou um touro, parece que dormi a noite inteira, estou ótimo, maravilhoso". Só que o prejuízo orgânico é grande e o envelhecimento é acelerado.

É importante a pessoa perceber que está sendo levada por uma motivação extraordinária, movida a químicas do organismo, mas, se ficar quieta num lugar, vai automaticamente dormir, porque seu organismo está pedindo: "Pelo amor de Deus, jogue-me na horizontal". Se não dormir por bem, dormirá na marra, porque o sistema autônomo dá mais um tempo e depois literalmente "apaga" a pessoa. Quer um exemplo? Motoristas que ultrapassam os próprios limites, não param para descansar e dirigem como se estivessem operando normalmente, de repente "acordam" com o susto do próprio carro que bate, às vezes provocando um acidente fatal.

Em vista disso, pergunto o seguinte: será que as seis horas que você dorme são o que o seu organismo realmente necessita? Ou será fruto do seu – mau – hábito? Experimente dormir sete, oito horas. Porque tudo na vida é hábito! Então pode ser que você já esteja habituado a dormir somente seis horas. Mas é necessário insistir por dois, três meses. Se depois desse tempo você se sentir mais bem-humorado, com mais disposição e mais tolerância, significa que precisa mudar esse número de horas. Se, por outro lado, após esse tempo experimental você continuar realmente do mesmo jeito e não alterar nada, é porque aquela quantidade de horas é suficiente para o seu organismo realizar imprescindíveis reparos em todos os seus órgãos vitais e colocar você tinindo no outro dia, apto a desenvolver toda a batalha do dia outra vez.

O que costuma acontecer é a pessoa criar um hábito e passar a operar a partir desse hábito como se ele fosse uma necessidade natural, já que seu organismo se adaptou e está funcionando aparentemente bem. Só que essa pessoa está acelerando seu envelhecimento sem saber. Normalmente, as pessoas que dormem pouco têm cabelos brancos prematuramente.

■ ■ ■

Minha pesquisa com o sono solidificou-se no começo da década de 1970. Ficou muito clara a diferença entre um sono reparador e um sono superficial e curto na frequência cardíaca e no desempenho esportivo de todos os meus pupilos. Era flagrante e, no início de meu trabalho, isso me oferecia mais convicção em minha própria tese. Era estranho, porém, que, na década de 1960 e mesmo nas de 1970 e 1980, a Educação Física não se incomodasse com esse assunto tão importante, além de se achar engraçada a ideia de que alguém melhora seu rendimento esportivo apenas porque dorme bem.

Para mim já era claro ser o sono o ponto mais importante do meu método, e, com isso, comecei a acertar ainda mais com os meus pupilos. Quando acabávamos os treinos, já dava o meu recado. E era muito gozado, naquele início dos anos 1970, alguém falar coisas como: "Olha, você treinou tão bem hoje! Se for dormir tarde, vai jogar fora todo o esforço que fez". E, como meus pupilos respeitavam meu trabalho, acabavam fazendo o que eu recomendava; com isso, a performance deles melhorava muito.

Daí para a frente levei o sono cada vez mais a sério e, com o passar do tempo, vi que era o que fazia "a" diferença. As performances dependiam diretamente do sono.

Já nessa época comecei a escrever muito sobre o sono. Mas ninguém ouvia o que eu dizia. Na década de 1980, continuei batendo na mesma tecla. Quando estava na televisão, sempre falava disso, mas mesmo nos anos 1980 o sono continuava não sendo levado muito a sério. Era dificílimo colocar na cabeça de meus pupilos a importância da recuperação de nosso corpo. Mesmo os de alto nível competitivo não consideravam muito a necessidade de se recuperar nesse aspecto; achavam que a coisa era treinar, treinar e mais treinar, nunca pensavam que o corpo tem de se retemperar diariamente e que o sono é o mecanismo natural dessa fundamental reposição energética e celular.

O sono é um diálogo interno, uma conversa da pessoa com ela mesma. Não se trata de discutir por que ou como se dorme. A questão é que tem de dormir. É algo muito concreto.

O que precisamos é descobrir o que fazer para atingir esse grau de excelência no sono, que vai permitir um grau de excelência na vida e, consequentemente, uma boa saúde. Quem já estiver com algum traço de doença certamente vai se recuperar.

Tente perceber se você costuma acordar exuberante, pronto para enfrentar o dia, ou se já abre os olhos mal-humorado – o humor é um indicador de saúde por excelência –, francamente indisposto, sem vontade de correr as cortinas para ver o sol. O sono é, sem dúvida, o momento mais importante de restauro de toda a máquina humana.

O jovem tem necessidade de um mínimo de dez horas de sono. Se pratica esportes exageradamente, o que é comum nos dias de hoje, essa necessidade vai para doze horas. Mas, devido à maluca sociedade que coloca dia após dia dispositivos de alta tecnologia ao alcance desses jovens – que já nasceram nessa nova era –, juntamente com suas aumentadas responsabilidades escolares que os faz sair muito cedo da cama, o que se tem é um débito espantoso em sua quantidade de sono. Isso afeta sua saúde. E mais... Afeta sua memória! O jovem está numa fase de aquisição exacerbada de informações. Sua "memória RAM", que contém as informações aprendidas durante o dia, passará de maneira mais efetiva para o *hard disk* se ele tiver um "sono REM" – quando dorme profundamente e fixa esse aprendizado utilizando-se dos essenciais aminoácidos presentes na alimentação, que, no caso dos jovens, deve ser rica em proteínas. Além do que, é nesse momento de sono profundo que o hipotálamo libera o precioso hormônio do crescimento. Memorizamos mais quando atingimos esse sono profundo e quando sonhamos.

Dormindo, permitimos que o organismo entregue a chave administrativa, o controle gerencial do corpo para o sistema autônomo, que fará o que tem de ser feito, restituindo as energias e repondo o que foi gasto em mais um dia de árduo trabalho bioquímico.

Didaticamente, é mais ou menos assim: ao primeiro sinal de início do seu sono, os menininhos que vivem dentro do seu organismo e são responsáveis pela arrumação e limpeza já começam a cochichar. Um diz: "Ei! Será que ele já dormiu mesmo? Tá tudo tão quieto!". E o outro: "Vamos esperar mais uns dois ou três minutinhos para ter certeza...".

A partir daí, essa moçada bonita se reúne num grande galpão repleto de potinhos de todos os tamanhos e formas e das mais variadas e coloridas substâncias químicas e começa o preparo de cada diferente poçãozinha de que o seu organismo necessita para ser restaurado. E isso leva horas... Mas é uma festa! O papo corre solto e eles trabalham com alegria e satisfação. Se tiverem tempo suficiente, nenhuma celulazinha do seu organismo ficará sem a devida reparação das perdas que ocorreram durante o dia.

Depois disso, cada responsável pega seu carrinho de mão, ajeita os diversos e diferentes potinhos coloridos pelas substâncias confeccionadas e sai via corrente sanguínea até o seu destino, seja o cérebro, seja o intestino, seja o dedão do pé. Todos igualmente têm a responsabilidade de promover a faxina adequada e entregar as devidas substâncias em seus respectivos endereços. E ficam muito tristes quando você acorda antes de eles terminarem o trabalho, porque às vezes passaram horas na formulação da química necessária para restaurar os seus rins, por exemplo, e acabam não tendo tempo suficiente para a entrega. Para eles é muito difícil saber que trabalharam tanto à toa...

Existem até noites em que o trabalho é tão grande e tão sofrido, quando você comeu aquela picanha bem engorduradinha às 9 da noite, ou encheu o caco de uísque – enfim, botou pra dentro aquele monte de m... na hora mais imprópria possível –, que esses menininhos não dão conta do recado e chamam o pessoal que vem pra fazer hora extra. Às vezes o estrago é tão grande que é preciso chamar até o pessoal que está de férias... Você pensa que dorme, mas o seu organismo estará mais acordado do que nunca, trabalhando a todo vapor. Isso é injusto!

Por isso, não coma tarde da noite, principalmente coisas pesadas. Não é justo o seu organismo não poder dormir junto com você. Ao menos deixe em paz os menininhos que estão de folga ou de férias. Se tem de comer tarde, coma algo muito leve. Essas horas extras que eles enfrentam ficam muito caras e um dia você vai ter de pagar a conta!

Os menininhos que vivem dentro de você trabalham toda noite para a desintoxicação por meio do fígado; outros se preocupam com o crescimento ordenado dos seus cabelos; outros removem a fuligem dos pulmões reparando os 500 milhões de alvéolos que sugam o ar para aproveitar o oxigênio e jogar fora o gás carbônico. Se eles não fizerem um bom trabalho, seus alvéolos vão continuar deteriorados de tanto monóxido de carbono que você respirou com a poluição e a tão tóxica e conhecida fumaça inerente às grandes cidades – enfim, cada pedacinho do seu corpo recebe a devida restauração. Esses menininhos trabalham de balde e escovão para limpar todo o seu corpo, seu templo sagrado, tudo o que você tem de mais palpável em sua existência aqui, na Terra.

Aqui cabe bem colocar o motivo pelo qual não se deve consumir líquidos em grande quantidade após o anoitecer. Você já imaginou se, no momento em que eles estão no seu grande laboratório interno ou executando a faxina mais pesada, você levanta sem se dar conta do incrível trabalho da moçada e vai fazer seu xixizinho às 3 horas da madrugada? No momento em que você levanta, cai balde prum lado, voa escovão pro outro, quebram-se preciosos potinhos com substâncias imprescindíveis e cria-se tamanha bagunça que às vezes deixam o seu templo mais desorganizado do que estava na hora em que você foi dormir.

A hora em que se vai dormir também é determinante para o perfeito desenrolar do trabalho dessa sua maravilhosa equipe interna. Assim como a pessoa tem horário determinado para começar o dia, com trabalho ou qualquer outra atividade, os menininhos estão lá dentro de você, esperando para iniciar o trabalho. Mas, às vezes, demora-se tanto para ir dormir que, quando se pega no sono, são os menininhos que já foram dormir. Aí eles acordam mal-humorados, catam os potinhos de qualquer jeito, estão com o metabolismo baixo, sem vontade, trabalham com um sono imenso e o resultado não vai ser o mesmo que se você tivesse ido dormir num horário mais condizente. Procure perceber, no final do dia, a que horas você recebe a primeira solicitação de sono. Claro que não precisa ir dormir nesse horário, porque às vezes a primeira solicitação vem em torno das 19 horas, mas procure se conhecer. Eu acho que 10, 10h30 da noite é um bom horário para estar dormindo. Porém o mais importante é dormir em torno de oito horas.

Mas algumas pessoas dirão: "Eu posso deitar nesse horário, me esforçar para dormir, que não consigo...". É incrível saber que chegamos a um ponto em que a pessoa tem de fazer força para dormir. Imagine que para algo que é a coisa mais natural do mundo, que é deitar e dormir, tem de se esforçar. Mas, obviamente, as mudanças aqui também têm de ser gradativas.

Durante o sono profundo são fabricadas substâncias de alta complexidade – é o caso dos hormônios que regulam o organismo e que entram em ação conforme a necessidade.

É importante saber que é você quem administra o seu bem-estar e, por consequência, a sua vida. Por isso é necessário que a pessoa durma bastante, para que possa atingir um nível de sono profundo, quando então são fabricados esses hormônios.

Quem dorme mal e pouco não terá chance de acordar bem disposto. Pior: se a pessoa acumular noites de péssimo sono e tiver o hábito de dormir tarde, pode se considerar séria candidata a ter algumas das doenças ditas modernas, como hipertensão, colesterol alto, infarto, síndrome do pânico, gripes constantes, entre outros problemas.

Posso afirmar isso apoiado em minha longa experiência de trabalho com empresários e altos executivos: 70% a 80% deles tinham problemas de sono e, por isso, tinham problemas de saúde. Explico por quê.

Você já imaginou como fica cada órgão, o fígado, por exemplo, depois de toda essa alimentação tóxica que ingerimos ao longo do dia? Quantos detritos retidos dessa prejudicial química usada pela indústria alimentícia? Sem falar no álcool. Você já se deu conta disso? E os rins? Quantas toxinas eles tiveram de impedir que entrassem no organismo, filtrando as impurezas do sangue para que a vida corra magnífica, garantindo bem-estar? E assim o pâncreas, o pulmão, a vesícula...

O sono permite justamente a oportunidade de limpeza. Por isso há a necessidade de conscientização a respeito de sua importância. Você já se tocou do estrago que é feito em seus pulmões, respirando essa fuligem dos caminhões e ônibus que lançam detritos e esse monóxido de carbono dos carros? Veneno puro! Enlatado! Como ficam seus valiosos alvéolos em meio a todo esse ar imundo e fétido para absorver com muitíssimo sacrifício o que resta de oxigênio? É muito sacrifício... Eles conseguem, mas necessitam de condições e ambiente adequado para proceder ao reparo desse órgão fundamental para a nossa vida. São milhões e milhões de células para reparar seus milhares e milhares de alvéolos que tiveram tanto trabalho na filtragem de 18 milhões de litros de ar por dia.

E assim acontece com todos os outros órgãos, "destruídos" depois de um dia rigoroso de empenho diante da vida. São bilhões de células necessárias para suprir as que foram mortas.

Quando a pessoa não dorme adequadamente, até o intestino, que faz um trabalho essencial para a saúde, separando os nutrientes do bolo alimentar para passá-los à corrente sanguínea, fica desregulado e começa a aproveitar mais dos alimentos do que devia – causa do colesterol alto, da obesidade, etc. Ou mesmo não aproveita corretamente os nutrientes necessários, que passam por ele muito depressa.

■ ■ ■

Vou contar o caso de um empresário mineiro, Júlio Riccio, que, quando foi a um laboratório medir seu colesterol a pedido do médico, ficou alarmado: a taxa de triglicérides na corrente sanguínea era tão alta que não era possível mensurar o colesterol! Em vez de sangue, ele parecia ter "óleo 40" na corrente circulatória.

Ele procurou um importante endocrinologista de São Paulo, que passou a cuidar desse desequilíbrio em seu organismo. Durante muitos anos o problema foi controlado, mas em determinada oportunidade o especialista enviou-me seu paciente por eu já ter conseguido bons resultados com outros por ele enviados.

Realmente, estava com uma taxa impressionante de triglicérides, chegando a quase 1.000 mg/dL, quando o normal é essa taxa ficar abaixo de 200 mg/dL. Os medicamentos não estavam mais surtindo efeito. Eu sabia que algo andava muito errado em sua vida, porque essa taxa tão alta não podia ser resultado apenas de dieta alimentar, principalmente porque ele era magro. A alta taxa de gordura no sangue tinha de estar relacionada com seu estilo de vida.

Encontramo-nos para uma consulta e então eu fiquei mais tranquilo – afinal, com tudo o que ele relatou sobre seu dia a dia e seu estilo de vida, até que ele estava muito bem. Nesse momento vi que era apenas um desequilíbrio na taxa de triglicérides, pois poderia ter sido muito pior devido ao verdadeiro caos de sua vida.

Ele tinha cinco atividades diferentes ao mesmo tempo, trabalhava dia e noite sem espaço para suas próprias realizações. Extremamente responsável com os compromissos, possuía uma agenda absurdamente lotada – mas ele mesmo não existia nessa agenda! Estava sempre preocupado demais com os outros – nunca falava um "não". Era um caso muito especial de pessoa que simplesmente não existia dentro de sua própria vida.

Aliado a todo esse desatino – exceção feita à alimentação, que seu médico melhorara muito –, ele era sedentário e, pasmem!, dormia quatro horas por noite. Isso ao longo dos meses é uma bomba-relógio, esperando o dia certo para explodir. Mas percebam quanto nosso organismo é maravilhoso: ele antes o avisara. Desesperado, seu organismo reclamou por meio desse índice de triglicérides fora de série. Era somente continuar nessa direção e descobrir o que viria...

O organismo está sempre mostrando, por dores, mal-estar, insônia, etc., que algo anda errado, mas nós quase nunca o escutamos. Toma-se algo para dor ou para o que quer que esteja atrapalhando apenas para combater os efeitos, quando se deveria procurar a causa. Parece que tudo tem de ser rápido, imediato, e a pílula é a grande invenção do homem porque rapidamente elimina efeitos indesejáveis do organismo.

Tudo tem uma causa em nosso organismo. Quando ele falar, escute atento e vá atrás de suas causas. Procure não debelar esses efeitos, a não ser que eles estejam já em estado adiantado e sejam intoleráveis, ou porque esteja em jogo algum risco de vida.

Eu disse então ao Júlio, com toda a clareza: "Você vai ficar bom! Principalmente porque você está muito ruim. Está mesmo tudo errado. Se você chegasse aqui e dissesse que sua alimentação está perfeita, que você corre todo dia numa boa, trabalha com equilíbrio e discernimento, faz meditação e, principalmente, dorme profundamente e direto por um pouco mais de oito horas, eu estaria num beco sem saída... O que você tem de fazer é simples. A partir de agora, já no avião de volta a Belo Horizonte, pense no que vou propor. Você vai deixar dois dos seus cinco empregos, porque três são suficientes para ganhar a vida e bem. Resolva isso nos próximos 120 dias. Comece a caminhar amanhã, dentro dos parâmetros que vamos conversar. Pare de trabalhar às 5 da tarde e esteja na cama às 8 da noite".

Ele ficou preocupado. Eu o senti meio que estatelado na cadeira com as tarefas que passei, que, sob seu ponto de vista, eram absurdas. Mas saiu determinado a mudar sua vida. O susto abriu seus olhos e ele afirmou que realizaria tudo o que solicitei a qualquer custo.

Realmente conseguiu. Cumpria à risca tudo o que pedi, porém era muito engraçado conversar com sua esposa porque ela dizia que ele estava religiosamente indo dormir às 8 da noite, só que à meia-noite estava acordadaço e não havia forma de ficar na cama. Então se vestia e queria sair para trabalhar. Virou um problemão.

Percebi que eu apenas havia mudado o seu horário de ir para a cama, mas o hábito das quatro horas de sono continuava. Então o orientei para que tomasse uma sauna às 19 horas. A luta ainda continuou por um bom tempo até ele começar a dormir por cinco ou seis horas. Sua esposa dizia que o colocava num banho bem quente por um bom tempo e o fazia ficar na cama. Com o passar dos dias isso foi dando certo e ele acabou conseguindo dormir direto e profundamente por oito horas.

Passado um mês, quando ele tinha de retornar a São Paulo para um teste comigo e passar pelo médico, perguntou se era interessante fazer um outro exame para medir os triglicérides. O médico havia lhe pedido outro exame somente para depois de três meses, porque esse índice é difícil de baixar, principalmente sem nenhum medicamento. Mais difícil que o colesterol. Mas, já que ele viria a São Paulo, disse que não custava passar pelo médico com um novo exame.

Alguns dias depois telefonou agitadíssimo. Disse que tinha acabado de falar com seu médico e que fora muito engraçado, porque quando contou que, já que iria a São Paulo, fizera o exame e que sua taxa de triglicérides havia baixado, o médico, espantado, retrucou: "Mas já? Para quanto baixou? Veio para 800, afinal?". E ele: "Não! Veio para 240". Incrédulo, o médico respondeu: "Venha para cá que quero ver isso tudo de perto, porque o tempo foi muito curto, porém antes repita esse exame!". Era espantoso. Ele conseguira o impossível. Seu organismo havia retirado aquele óleo puro de suas artérias. Algo realmente formidável...

O conjunto de atitudes – o caminhar diário, a dieta equilibrada e principalmente ter parado de trabalhar alucinadamente – o ajudou muito, mas, sem sombra de dúvida, o que o curou foi o sono. Eu já havia conseguido resultados com pessoas que tinham desequilíbrios orgânicos levados a outros tipos de enfermidade. Resolvi chamar isso de *terapia do sono*.

É concreto, pensei, porque ele não havia sido o primeiro. O sono é capaz de curar. É capaz de colocar o organismo em absoluto equilíbrio. Pode administrar o estupendo funcionamento dessa magistral orquestra que sintoniza, ao mesmo tempo, milhões de mecanismos de ajustes, comunicação, ordens, limpeza e reparação contínua em todo o corpo, controlando seu metabolismo e todas as magníficas interações que existem o tempo todo dentro dele.

Você pode experimentar. Quando estiver quase ficando gripado, ou se alguma infecção começou a atingir qualquer local de seu corpo, vá dormir às 9 horas da noite. Mas isso tem de ser feito no primeiro dia em que algo errado estiver se instalando em seu organismo. Ou naqueles dias de excessiva irritabilidade ou extremo mau humor, quando está dificílimo até para você ficar perto de você. Durma das 9 às 5 ou 6 da manhã. Seu organismo resolverá o problema para você.

Muitos pupilos fazem até hoje esse tipo de terapia. Anos depois que receberam seu "diploma", relatam que é tão incrível que, algumas vezes, até esquecem que tinham algo de errado no organismo no dia anterior.

Passados mais de dez anos, estive com o Júlio e fiquei impressionado com a maneira como ele assimilou tudo direitinho, colocando sua vida nos trilhos e adquirindo um novo e saudável estilo de vida.

Dormir o mínimo de oito horas por noite passou a ser um hábito adquirido. Onde quer que ele esteja, em qualquer lugar do mundo e independentemente da hora em que for dormir, ele programa seu relógio para acordá-lo depois de oito horas – sem abrir exceção devido à importância de seu compromisso profissional no dia seguinte. Ele percebeu que para comparecer a qualquer compromisso tem de estar vivo... E não abre mão do sono reparador. Aprendeu que o sono é o primeiro passo para uma vida melhor. Aprendeu tão bem que sua vida parece outra, muito melhor, como ele mesmo diz.

■ ■ ■

O sono é a chave da vida, da disposição, da energia, do bom humor. Se você não dorme bem, não adianta querer fazer o corpo trabalhar, porque o esforço não dá em nada. Só vai perder energia e correr riscos, porque não teve o repouso da máquina orgânica. Afinal, você é o que você dorme!

Neste começo de milênio as pessoas parecem bastante diferentes de poucos anos atrás, quando dormir era pura perda de tempo, mas é necessário estabelecer uma consciência ainda maior dessa importante forma que nosso organismo possui de se restabelecer. Nossa vida está assentada nesse princípio básico. Temos de dormir cada dia e muito bem para contrabalançar com cada dia de intensa e vigorosa luta. Temos de ceder a esse apelo que nosso corpo faz diariamente, para estar no outro dia vivendo por inteiro e vibrando a cada instante, com energia, disposição e bom humor.

É incrível que um bem tão precioso que está à mão de todos nós sem depender de classe social ou econômica não é valorizado devidamente pelas pessoas enquanto o têm plenamente. Não há o que pague uma noite bem dormida, em que festejamos a vida no seu esplendor. É necessário apenas estarmos mais atentos para oferecer condições de tranquilidade, e o sono vem naturalmente quando formos para a cama.

Quando jovens, o dormir ocorria tão logo deitássemos na cama. Era algo natural, porque éramos mais puros e libertos. Não havia preocupação, e sim ocupação o tempo todo. Quando parávamos, o que mais desejávamos era dormir – uma delícia, o maior prazer. Aí vêm as esporinhas da sociedade a nos cutucar o tempo todo, obrigando-nos a nos preocupar com as coisas, a levarmos tudo muito a sério; e, obedecendo direitinho, cedo ou tarde experimentamos essa tal de insônia.

Chegamos a um ponto em que é necessário fazer muita força para dormir. Essa é mesmo uma sociedade desengonçada, na qual se tem de fazer força para conquistar o que é a coisa mais natural do mundo. Mas em tudo na vida há que haver o equilíbrio – o sol e a lua, o claro e o escuro, o trabalho e o repouso... Trabalhar muito, sim. Mas com o repouso devido. A pessoa que se diz insubstituível será substituída muito antes do que possa imaginar, porque seu organismo obviamente não aguentará.

Muitos levam a vida de tal maneira a sério, virando noites de trabalho, adiando o sono imenso que sentem e cada vez mais adiando, adiando, até que um dia as solicitações normais de nosso corpo para dormir ficam muito fracas. Vai-se instalando essa falta de sono que ataca, na sociedade pós-moderna, um número astronômico de pessoas.

Precisa-se resgatar essa coisa esplêndida e natural que é dormir bem. O primeiro passo nessa direção é saber que dormir não se faz como uma imposição da cabeça. É algo que deve ocorrer porque você conduziu o seu corpo para isso. Para quem já está nesse estado de falta de sono, o trabalho físico se faz importante para cansar o organismo. Ele também ajuda a descansar a cabeça – ela atrapalha demais. A conjugação de corpo cansado pelo movimento e cabeça fria pelo "passeio" durante o movimento – pois quanto mais envolvemos o corpo com o movimento mais descansamos nosso cérebro – faz o sono acontecer em sua forma mais natural.

Para viver é necessário dormir! Não existe ainda uma fórmula milagrosa capaz de compensar as horas sem sono. O que acontece é que, quanto mais fica sem dormir, o organismo mais se adapta e tem de fabricar estimulantes para que se fique acordado, dando a falsa ideia de que se está bem. Tem-se então um desequilíbrio implantado e uma irrealidade instalada no organismo. Passa-se a não viver mais por um mecanismo natural, mas por um estupendo esforço bioquímico interno para controlar todos os órgãos que estarão num lastimável estado.

É por isso que didaticamente digo que não há doença. O que existe, salvo as doenças congênitas, hereditárias e algumas adquiridas acidentalmente, é a fabricação de um grande desequilíbrio interno que tem como resultado a doença. Facilmente. Só por contrariar a natureza que temos. Nossa resistência orgânica é fantástica, pode-se aguentar esse estado de coisas por décadas, mas o preço em envelhecimento precoce e comprometimento dos órgãos internos é alto demais.

Então... mãos à obra! Estipule um horário de sua livre escolha para ir para a cama. O ideal varia entre 9h30 e 10h30 da noite. Elabore o seu dia de acordo com o horário escolhido. Faça de maneira que isso não atrapalhe o seu trabalho e tenha muito cuidado com a administração desse horário, principalmente nos primeiros meses.

No decorrer do dia, quando os mais variados estimulantes são lançados na corrente circulatória sem nos darmos conta, necessita-se de uma parada em torno das 15 horas. Descubra um canto em que você possa ficar em paz, sentado com postura correta e bem à vontade. Durante quinze minutos você relaxará para baixar os giros mentais e o nível de estimulantes que circulam em seu organismo. Esse relaxamento pode ser realizado por meio de sua respiração, harmonizando-a gradativamente. No início, solte todo o ar – quando achar que o soltou, force mais um pouquinho, porque ainda deve ter lá uma boa quantidade. Segure sem ar por um ou dois segundos e recomece a tomá-lo. Lenta e gradativamente. Inspire bem devagar, utilizando o músculo diafragma, ou seja, empurrando o ar para a barriga. Não encha o peito de ar – encha a barriga de ar. Quando tiver inspirado todo o ar possível, retenha-o por dois a três segundos e inicie a expiração. Nesse tempo sua atenção deve ficar voltada somente para o exercício da respiração. Procure não pensar em nada além da respiração.

O próximo passo será desligar-se de tudo em torno das 17h30 ou no máximo 18 horas. Coloque sua mente em *stand by*. Quando sair do trabalho, saia também com a cabeça. Deixe para organizar os compromissos do dia seguinte no dia seguinte. Você tem de aprender a zipar! Esse é um termo que uso para nossa própria proteção. Feche o zíper para os problemas do mundo da mesma maneira que você fecha o zíper da blusa para o frio não entrar. Fechou, acabou! Proteja-se! Faça-se a pessoa mais importante da sua vida, porque, afinal, você é a pessoa mais importante do mundo. Portanto, feche-se para o magnífico, o terrível ou o normal dia de trabalho que ficou para trás. Combine com você mesmo: amanhã eu penso nisso. Você tem, definitivamente, de aprender a resolver problemas com hora marcada. Comece a praticar. Com o tempo fica muito fácil e qualquer problema vai cair fora de sua mente sempre que você quiser.

Um outro ponto é não realizar trabalho físico aeróbio – caminhadas, corridas, *bike*, etc. – depois das 18 horas. Esse tipo de trabalho também aumenta a quantidade de estimulantes em sua corrente circulatória. Depois desse horário, prefira o trabalho muscular localizado que ajuda a cansar o seu corpo e melhora a qualidade do seu sono. Sempre que possível, desenvolva o trabalho cardiovascular pela manhã. Ele deve ser aproveitado para encher de energia o seu dia.

No jantar, alimentos leves, como massas com pouco molho. Evite carnes e frituras, não ingira álcool ou café e faça essa refeição no mínimo duas horas antes do seu horário escolhido para dormir.

Não assista a noticiários ou a qualquer outro programa dramático. Prefira um vídeo que seja leve, gostoso, que descontraia. Ouça músicas calmas de que você goste. Enfim, relaxe trazendo coisas boas para a sua cabeça, que deve ir diminuindo os giros, obrigatoriamente. Barriga e cabeça cheias não trazem um sono reparador.

Tome um banho quente e vista o pijama, faça um pouco de alongamento para soltar sua musculatura. Repita a respiração que relaxa e... boa noite!

■ ■ ■

Não é o horário do sono, mas o horário criado pelo hábito, que facilita o sono.

O homem é o animal do hábito. Experimente deitar-se sempre no mesmo horário para tornar esse horário um hábito. É como se o organismo tivesse um relógio do sono. É uma herança atávica, que nos acompanha desde os tempos em que o homem fazia a sua fogueira, contava suas façanhas do dia e, tão logo o sol se escondia, no máximo uma hora e meia depois, dormia. Nós herdamos essa solicitação de sono, que se dá tão logo escurece, por volta das 7 ou 7h30 da noite.

Então procure perceber, ao final do dia, as solicitações de sono que vêm e de que você normalmente nem toma conhecimento. Se você ainda está trabalhando nessa hora e sente ser tomado por aquela preguicinha, boceja, dá uma boa esticada e pensa: "Puxa vida, se tivesse uma cama aqui, eu dormiria". Pois fique certo de que, se deitasse, dormiria mesmo. Essa é a primeira solicitação de sono. E esse é o melhor sono. Quanto mais cedo dormirmos, mais revitalizador será o sono.

Todos nós sentimos uma solicitação de sono muito forte ao anoitecer. Vamos dizer então que, às 8 horas, já suficientemente cansado, você dormiria muito bem. Só que acha isso um absurdo. Como faria para ir ao teatro, ao cinema, ler, escrever, ver os amigos? O convívio social é à noite, esse é o nosso grande problema. Mas ele faz parte. É por isso que a exceção justifica a regra.

Tive pupilos empresários que, depois de adotarem um estilo de vida mais saudável, começaram a achar uma loucura que os amigos telefonassem às 10 horas da noite convidando para jantar. E os amigos achavam que os que achavam uma loucura, sim, é que tinham ficado loucos. Ou seja, enquanto os adeptos do sono forem minoria, será mesmo difícil conciliar vida social com dormir cedo. Mas se não dá para dormir às 9 horas, como seria o ideal, deve-se pelo menos antecipar o relógio. Fazer tudo acontecer mais cedo.

O fato é que o nosso relógio vital nos coloca a primeira solicitação de sono ao anoitecer. Fingimos não perceber e seguimos em frente. Isso volta a acontecer um pouco mais tarde, entre 9 e 9h30. Sentimos novamente uma grande necessidade de dormir. É uma solicitação física. O corpo está carinhosamente pedindo para você levá-lo para a cama. Só que geralmente, nesse horário, a pessoa ainda está se programando para sair, quando deveria estar de pijama – dormindo.

Depois teremos outra solicitação de sono entre 10h30 e 11 horas. Durma nessa hora, porque as outras solicitações vão ficando cada vez mais fracas. Procure dormir um pouco antes das 11. É a hora em que nosso organismo começa a fazer os reparos, quando o fígado e a vesícula iniciam o trabalho de desintoxicação do organismo. É fundamental que já se esteja na horizontal, em repouso, para que os operários do corpo façam seu trabalho sossegados.

Sugiro que você faça a experiência de dormir, pelo menos uma vez, às 9 da noite. Escolha um domingo, por exemplo. É evidente que para dormir a essa hora o ideal é começar a se preparar às 6. Então faça um alongamento, tome um banho, faça um relaxamento. Tudo deve ser antecipado. Coma nesse dia uma refeição leve, de rápida digestão, para não dormir de estômago cheio. Apague as luzes da casa, elas são muito excitantes. Acenda velas, coloque música, evite o telefone... Quando forem 9 horas, atenda ao chamado do corpo e vá para a cama. Não pense que basta deitar e falar: "Vou dormir!". Aquiete os pensamentos, concentre-se na respiração, feche os olhos...

Você tem de sentir o gosto de uma noite assim para tocar suas emoções e perceber que dormir cedo ou depois da meia-noite faz toda a diferença. Verá que, quando acordar, estará completamente diferente. Essa é uma experiência emocional que fará você perceber quanto é importante o sono. Dessa maneira poderá tentar ser mais enérgico, ter mais disciplina e determinação para estar na cama ao menos às 10 ou até mesmo às 11 horas da noite. É um horário cabível, não é mesmo?

É claro que no meu método há espaço para a exceção. Ela é importante. Um dos pontos principais em meu método é que ele não é rígido. Sexta-feira, sábado, é para relaxar. Fazer o que quiser. Dormir tarde. Muito tarde! O que importa é como se portou de domingo a quinta-feira. Aí a exceção justifica a regra.

Há momentos em que não dá, principalmente aos sábados, para seguir no mesmo ritmo. Sem culpa. Você poderá dormir às 3 ou às 5 da manhã e não fará mal nenhum, porque é uma exceção. O que afeta o nosso organismo são as coisas feitas diariamente. Aquela sexta ou sábado em que você saiu com os amigos e foi fazer uma social também é fundamental na vida, faz parte, e é muito bom.

Como último lembrete, não podemos esquecer que o homem é filho do tempo nessa curta viagem que faz do nascimento à morte. Seu corpo físico é a prova concreta de sua existência na Terra, o alicerce da saúde, a morada da alma.

Dar-se ao sono, mergulhar em nossa natureza primordial, é render-se aos profundos mistérios que nos cercam, fundamental declaração de auto-estima. Prova viva do profundo amor ou desamor de cada um por si mesmo.

Rompendo velhos hábitos para ganhar nova vida

Capítulo VI

- O ambiente no processo digestivo
- O prazer de cheirar
- Transformando os sólidos em líquidos
- Não comer diferente com indiferença
- O homem é uma máquina de combustão
- Trocando hábitos negativos por positivos
- Hidratação sem confusão
- É preciso emagrecer a cabeça do gordo e engordar a cabeça do magro
- Regulando as torneirinhas do equilíbrio

*O corpo gosta
de sentir-se confortável,
de sentir prazer,
sentir os cheiros, os sabores,
gosta do contato,
da interação dos corpos,
da consumação que vivifica.
Sem ansiedades, sem pressão,
sem angústia.
Somente a entrega,
o deixar-se sentir,
o ser.*

Tão importante quanto aquilo com que você se alimenta é a maneira como você se alimenta. As pessoas não se dão conta de que o momento da alimentação é de extrema importância para a saúde. É o momento de reenergização máxima do corpo. Um momento sagrado no qual nosso organismo vai assimilar a própria vida. Temos apenas de oferecer condições de paz, tranquilidade e repouso para que esse processo vital se dê de maneira natural e o organismo absorva os nutrientes da melhor maneira possível para sua subsistência.

É um momento em que a máquina humana entra num processo muito especial, sem que infelizmente seja levada a sério pelas pessoas que se alimentam de qualquer maneira e em qualquer lugar. E, o que é pior, comendo qualquer coisa. Normalmente não se oferecem condições para que o organismo absorva como convém o fluxo da vida.

O ambiente dessa operação deve ser fresco, silencioso e tranquilo. Não deve ter nenhum tipo de poluição – e cabe lembrar que a poluição sonora também é indesejável. Se houver música, ela deve ser suave, pois afeta o organismo mesmo inconscientemente. O local deve ser arejado e muito oxigenado, pois nesse momento o organismo trabalha com carga total. Na verdade, o ideal seria almoçarmos sempre num jardim repleto de árvores... Mas, se não dispomos dessa incrível possibilidade, devemos evitar ao máximo frequentar restaurantes em que é permitido fumar ou em que se cria de forma sarcástica e hipócrita um local para os não fumantes. Como se o ar não fosse o mesmo a circular dentro do estabelecimento ou como se a fumaça soubesse ler as placas.

Sabe-se cientificamente que os males causados aos fumantes passivos são terríveis da mesma forma. Aqui vale lembrar o livre-arbítrio, segundo o qual quem quiser que fume, porém para isso deveriam existir restaurantes para fumantes e restaurantes para não fumantes.

Mas há que se respeitar a si e não apenas ao semelhante. Deve-se evitar fumar ao menos nesse momento tão sério, que é o da alimentação.

■ ■ ■

É importante também não nos alimentarmos cansados. Nesse momento, o corpo deve estar relaxado. Sempre aconselho meus pupilos a "tomar uma horizontal" antes das principais refeições, seja num sofá, num tapete, em qualquer lugar, ainda que por cinco minutos, para que o organismo assimile essa energia preciosa.

Fico impressionado de ver como as pessoas cuidam melhor de seu carro que de seu organismo. Quando param num posto de gasolina para abastecer, desligam o motor do carro. Mas com a própria máquina, tão mais importante, a coisa vai de qualquer jeito, muitas vezes até mesmo com o motor em alta rotação enquanto se discutem negócios. A boca que fala é a boca que come. Ou se fala ou se come. Pode-se até pensar que estão ganhando tempo, mas não conseguem se dar conta de que estão perdendo saúde.

Procure fazer dessa hora uma das mais agradáveis do dia e, se precisar conversar, escolha assuntos suaves e leves que ofereçam um profundo bem-estar.

O ideal é integrar o pensamento somente na alimentação. Portanto, faz-se importante utilizar o maior número possível de órgãos dos sentidos. Tem-se de estar presente ao máximo nesse momento tão especial. Nem pensar em ligar a televisão ou em discutir assuntos de trabalho. Tudo deve estar voltado para esse momento tão importante.

O momento da alimentação deve se revestir de um completo cerimonial, em que o alimento conversa com o organismo e lhe oferece todas as coordenadas para que se antecipe preparando o recinto de recepção de maneira harmoniosa e produtiva, sem correrias e atropelos.

Devemos olhar bem os alimentos e perceber o que se está ingerindo. Tocar com as mãos a salada para dar mais informações ao organismo do que se irá ingerir. Apanhar – com as mãos bem lavadas, é claro – uma folha de alface ou um galho de agrião dará mais dados ao seu organismo a respeito do que se está consumindo.

Também deve-se cheirar bastante o alimento. Será que as pessoas já perceberam que o nariz não fica na testa ou no queixo? Ele está justamente acima da boca. Pode-se achar que é coincidência, mas o nariz está logo acima da boca para não morrermos envenenados. O nariz não deve servir apenas de adorno às pessoas. Foi feito para ser usado. O olfato é muito importante, pois envia ao cérebro as informações necessárias para que se processem enzimas que atuam na preparação da digestão dos alimentos.

O homem moderno não cheira mais como o homem de antigamente. Está certo que já não existe aquele cheiro tépido de terra molhada, aquele odor suave do verde das árvores ou, nos finais de tarde, o suave cheiro do capim agreste dos largos campos de antigamente. Mas temos ainda o cheirinho gostoso das flores, das frutas, de um bom café. É estranho, mas as pessoas comem a fruta sem curtir o seu aroma. Talvez realmente fique difícil; afinal, desde pequenos fomos ensinados pela sociedade que não é educado cheirar as coisas.

Que se possa então mudar esse tipo de pensamento e se coloquem momentos durante o dia em que se treine o ato de cheirar. Que seja uma manga, um abacaxi, um chocolate quente, um cafezinho. Além do que, cheirar não gasta. Você pode cheirar deliciosos moranguinhos por horas a fio e ao final do dia eles estarão prontos a lhe oferecer o mesmo prazer novamente. Sei que parece esquisito, mas trabalhei com muitas pessoas que já desenvolveram esse sentido tão esquecido pelo homem moderno, e se deliciam com o seu olfato. Isso não dá nenhuma gordurinha a mais, apesar do incrível prazer. Experimente! Você vai gostar. Na pior das hipóteses, será um canal de prazer a mais que você estará desenvolvendo e um órgão do sentido mais apurado que você estará ganhando. Escolha algo que para você seja muito prazeroso. O cheirar pode, ainda, ajudar a elevar o nível do sistema imunológico.

■ ■ ■

Deve-se mastigar muito devagar. Se as papilas gustativas, que são as responsáveis por propiciar o paladar, estão apenas na boca, por que engolir o alimento tão rapidamente? A ideia que se tem é de que, por algum motivo desconhecido, as pessoas detestam sentir o gosto dos alimentos. Por mais que digam que adoram o que quer que seja. Será que quando crianças elas foram obrigadas a comer o que não queriam e criaram essa defesa de engolir para não sentir o gosto? O fato é que as pessoas se alimentam mais por compulsão do que por prazer. Quando percebem, já engoliram.

Então, a regra inicial é deixar o alimento na boca o maior tempo possível. Primeiro, para que se tenha o prazer do paladar por bastante tempo, já que depois de engolir não sentimos mais o seu sabor. Segundo, porque ajudamos sobremaneira o organismo ao triturar suficientemente o alimento, facilitando a digestão, que começa quando o alimento ainda está na boca. Devemos beber os sólidos e mastigar os líquidos. É necessário entender que o estômago não tem dentes e que somente se deve engolir o alimento depois de completamente liquidificado pela mastigação. Além de tudo, o mastigar vagaroso auxilia na ingestão da refeição, o que permite a comunicação do estômago com os centros saciadores da fome no cérebro, avisando no tempo adequado que a pessoa já está abastecida suficientemente e evitando que ela coma até sentir-se entupida.

O exercício para a mastigação se desenvolve mais ou menos assim: depois de mastigar bem o alimento, este deve ser colocado do lado esquerdo, junto à bochecha. Deixe-o paradinho ali por alguns instantes, porque vem a saliva para envolvê-lo. Nesse momento deve-se soltar o ar que se inspirou, porque é quando se solta o ar pelo nariz que se sente bem o gosto dos alimentos. Depois desse mecanismo, volte a mastigar mais um pouco. Faça uma nova manobra com o alimento, levando-o agora para o lado direito. Deixe-o lá para receber mais saliva. Enquanto isso, deixe os músculos descansar. Nunca se esqueça de estar sempre com a atenção voltada para o prazer que o sabor do alimento propicia. Finalmente, leve-o ao centro da boca, pare por mais um instante, solte o ar pelo nariz, delicie-se com o sabor, mastigue mais um pouco e aí, quando transformou o sólido em líquido, tirou todo o prazer possível, já pode engolir, porque não tem mais jeito. A boa mastigação é aquela em que se transformam os sólidos em líquidos, pois assim serão mais bem absorvidos pelo organismo.

O mesmo deve acontecer com os líquidos. Acho uma estupidez mandar goela abaixo um copo de suco de laranja sem nem tomar fôlego. Enquanto não se soltar o ar pelo nariz não se sente o gosto pleno do suco. Aliás, não se sente o gosto do suco porque ele nem tem tempo de parar na boca. Coisa maluca. É como engolir três laranjas inteirinhas de uma só vez. Só que sem ter os benefícios das fibras. Chega a ser inacreditável.

Claro que o restante do aparelho digestivo vai ter de se virar para aproveitar tanta laranja de uma só vez. A moçada que trabalha lá no estômago vai redobrar o turno e nem assim dará conta do recado com um trabalho tão assustador tão de repente. Há pouco tempo, quando ainda não existiam esses espremedores, as pessoas levavam tempo para comer uma laranja. E comiam também o bagaço, que é excelente para o bom funcionamento dos intestinos. O organismo dava conta tranquilo, com muito menos operários. O desgaste era bem menor. Hoje é uma avalanche de coisas que se enfiam boca adentro, não sendo possível diminuir o número de funcionários que cobram por seu trabalho com o envelhecimento mais rápido. Seu organismo é como uma empresa que sabe que trabalho feito às pressas é trabalho malfeito, que onera demais os funcionários e os deixa desgastados.

■ ■ ■

As pessoas se preocupam muito com as calorias que comem. Estão vidradas nisso e não é esse o caminho. O que realmente importa são os nutrientes absorvidos e o trabalho que esses nutrientes dão para ser metabolizados e aproveitados pelo organismo. Que estrago poderão fazer se possuírem química, venenos agrícolas e quanto trabalho proporcionarão ao aparelho digestivo.

A procedência dos alimentos também é muito importante. Temos de nos preocupar em saber de onde vem nosso combustível e como foi trabalhado até chegar à nossa mesa. Felizmente já se começa a perceber a necessidade de uma alimentação menos venenosa. Aparecem sítios de cultivos naturais que já não utilizam agrotóxicos para combater as pragas, assim como investem na criação de frangos de forma natural, sem a utilização de química que acelera seu crescimento visando ao lucro sem se preocupar com a saúde.

Ninguém leva em conta o trabalho monumental que o organismo tem para aproveitar o que se coloca na boca e em sua elaboração metabólica, até terminar em forma de importantes nutrientes e energia. Pense no seguinte: coloca-se na boca um pedaço de pão. O que vai ocorrer? Bem, de cara já digo que o pão não é mais feito como em tempos idos, somente com farinha. Hoje o pão possui muita química para que fique mais bonito, mais crocante, mais fofinho e até açúcar entra em sua composição, o que é terrível para o organismo.

Quando o pão passa pela garganta, se não foi muito bem mastigado, pode machucar a superfície do esôfago antes de chegar ao estômago. Perceba o esforço que faz a moçada que trabalha no estômago e na vizinhança, como vesícula e fígado, para processar o alimento transformando-o em nutriente. É necessário entender como é complicado e desgastante para o organismo. Depois vem o duodeno, para enfim encaminhar-se tudo isso ao intestino delgado, que desenvolve um trabalho à parte, proporcionando a mágica máxima do organismo: a passagem dos nutrientes sob a forma de carboidratos que vão gerar energia para a máquina humana trabalhar. É todo o trabalho de uma imensa usina de força que transforma um pãozinho em carbono, hidrogênio e oxigênio, fontes finais de energia.

Agora imagine o que acontece quando se comem batatas fritas. Primeiro, o córtex se arrepia todo sabendo o trabalho que está por vir. Depois, entra em reunião com o cerebelo, bulbo, córtex pré-motor, hipotálamo e todos os seus auxiliares diretos e, em conferência simultânea, envia ordens a todos os funcionários mais distantes e mais competentes, que cobram muito caro para fabricar importantes enzimas e hormônios fundamentais para que tudo ocorra com sucesso. É muito desgaste!

É algo descomunal lançar garganta abaixo essa comida medonha que o homem moderno coloca em seu interior orgânico. Os menininhos têm de trabalhar muito pesado. O pior é que se misturam à batata frita a picanha engordurada, molhos e açúcares. A moçada vai ter de se matar de tanto trabalhar. Ficam exaustos. É como se fizessem uma malhação várias vezes por dia. Um desastre total para o organismo, que não entende nunca por que fazem isso com ele. É necessário então pesar sempre o custo-benefício para saber se valeu a pena todo esse trabalho ou somente houve desgaste, porque a energia gerada para o organismo é quase igual à que se perdeu para aproveitá-la.

■ ■ ■

Junto com o desenvolvimento industrial veio a diversidade de milhares de alimentos. Para se ter uma ideia, no começo do século XX, a quantidade de tipos de alimento disponíveis ao homem era apenas de algumas centenas. Pode parecer um fabuloso progresso dispor de tantos tipos de alimento a mais, mas o fato é que existe hoje em dia uma quantidade enorme de alimentos artificiais repletos de aditivos químicos prejudiciais à saúde. Além disso, muitas das combinações criadas não são facilmente assimiladas pelo organismo devido à incompatibilidade bioquímica de seus compostos.

Nunca se comeu tanta coisa diferente e com tanta indiferença. A grande saída é voltar ao simples, procurar alimentos integrais e com menos aditivos químicos, o que sem dúvida favorece o bom funcionamento orgânico. Esse procedimento é indicado para pessoas que desejam viver saudáveis e dispostas. Serve também para as que precisam emagrecer, uma vez que a manutenção do peso normal está diretamente ligada a um bom funcionamento orgânico. A velocidade metabólica sofre diversas influências, inclusive da qualidade do que se come e do número de refeições diárias. Resumindo, o truque é fazer um número maior de refeições com uma quantidade menor de alimentos: uma fruta antes da caminhada, café da manhã, lanchinho, almoço, lanchinho, jantar, e se não dormir após três horas, mais um lanchinho.

O café da manhã deve ser poderoso, com frutas, iogurte, grãos, fibras; o almoço deve ter a adição de carnes brancas grelhadas – quando digo grelhada, significa feita na grelha e não na chapa, como fazem muitos restaurantes; também estejam certos de que no seu grelhado não passeará o famoso "pincel" que mora nos restaurantes, utilizado para lambuzar a inocente carne –, diferentes tipos de legumes e muuuuiiiita salada temperadinha com pouco sal e azeite extravirgem de oliva ou, se preferir, um limãozinho. Quando me refiro às carnes, quero dizer pouca carne. Não nos cabe dizer se comer carne é bom ou ruim, mas aceitarmos que possuímos o intestino de 8 metros próprio para folhas, raízes, grãos, diferente do intestino de 80 centímetros dos carnívoros.

O jantar deve ser pobre. Muito leve. Costumo dizer que o almoço a gente divide com os amigos e o jantar a gente dá aos inimigos.

Dois fatos ocorreram neste século XX que nos chamam a atenção. O primeiro é a quantidade de alimentos consumidos no início do século em relação aos dias de hoje. A diferença é brutal. Comia-se em torno de dois terços do que se come atualmente. Por exemplo: se naquela época o homem ingeria quase 200 quilos de alimento por ano, isso chegaria a quase 300 quilos nos dias de hoje, o que é demais. O segundo fato e o que complicou a vida do homem é que, aliado a essa imensa quantidade de alimento que se ingere a mais, o homem passou a ter uma vida de muito menos movimento, fazendo-se completamente sedentário em muitíssimos casos. O fabuloso gasto energético daquela época passou a quase não existir nos dias de hoje. Isso incorreu num brutal desequilíbrio no organismo. Temos hoje uma quantidade de alimentos que se ingere a mais contra a quantidade de movimento que se tem a menos. O resultado não poderia ser outro além dessa discrepância no aumento de peso corporal que ocorre com quase 50% das pessoas no globo terrestre.

Portanto, se não se tem mais a oportunidade normal de exercer atividades com o corpo pela necessidade natural que a vida impunha naquela época, tem-se de criar uma forma artificial de movimento para queimar essa gordura que foi muito lentamente se acumulando em nosso organismo e readquirir o bom senso de nos alimentarmos e deixar de comer tão somente. Por isso há a necessidade premente de colocar nosso corpo em movimento. Mas que essa prática seja a mais próxima possível daquela forma natural e espontânea que tínhamos para viver a vida. E ao mesmo tempo passarmos a ingerir menos quilos por ano de alimentos. Para que tudo volte a ser o mais natural possível.

Precisamos, contudo, ficar atentos para que essa iniciativa louvável não seja uma agressão a mais colocada no organismo que já sofre com tanto artificialismo. Que a forma de regular a máquina orgânica não seja mais um ônus – daí a necessidade de que tudo seja o mais natural possível. Gradativo, leve e com muito bom senso para que o organismo entenda a nova vida atenta a seus detalhes e não algo abrupto, feito na marra só porque fazer exercício faz bem ou porque não comer é a saída. Não adianta massacrar nosso corpo numa academia, numa pracinha, num parque, correndo como louco, ou ter pressa de voltar ao peso ideal indo a um *spa* e consumindo 300 calorias por dia. Ou ainda utilizando medicamentos para não ter fome de uma vez. Cuidado com os exageros que complicam tudo e trazem ainda mais prejuízo ao já combalido organismo.

Quando se consegue resgatar essa forma estupenda de movimento e a alimentação natural do início de século, a vida se torna mais completa e vibrante.

■ ■ ■

O homem é uma máquina de combustão. E necessita de "gasolininha" da melhor qualidade. É pela absorção da matéria-prima vinda da alimentação que o organismo vai elaborar substâncias vitais para a renovação celular e que são responsáveis por todo o seu funcionamento e equilíbrio. Cuidamos de nosso carro da melhor maneira e o abastecemos com o melhor combustível que for possível. De quebra ainda mandamos colocar algum aditivo. Então por que é que, quando se trata do nosso organismo, qualquer coisa serve? Mandamos pra dentro frituras, carnes pingando gordura, todo tipo de molhos repletos de óleos e até mesmo xaropes de refrigerantes que entopem o organismo sempre agredido por todos os lados. As pessoas só lembram que têm corpo quando ele já pifou. Por mais avisos que ele dê, as pessoas não dão a mínima. Como a alimentação é a base da vida, cabe se preocupar um pouco mais com ela.

É impressionante falar de pessoas que quando me procuram começam por dizer que já acordam cansadas, que à tarde estão imprestáveis, que está difícil conseguir ter entusiasmo no trabalho e que quando chega a noite estão quase morrendo. Às vezes dizem: "Quer saber mesmo? Estou me sentindo uma m...". Acontece que quando pergunto do que se alimentam e elas vão listando a porção de m... que comem ainda fico pasmo com a capacidade do organismo de resistir a tanto estrago. Respondo: "Comendo tanta m... você não poderia mesmo sentir-se diferente".

Podemos até dizer que a alimentação é o que mais envelhece o organismo humano. Quanto menor for o desgaste que damos a ele ao nos alimentarmos, menos o envelheceremos. Essa é a importância de lançarmos em nosso estômago o tipo de alimento que sustenta sem desgastar tanto.

Alimentos gordurosos utilizam muita energia na digestão, principalmente as gorduras saturadas como frituras e gordura animal, que desgastam o organismo. Devem ser evitados ao máximo. Se forem ingeridos como exceção, não há problema – mesmo porque a exceção justifica a regra. Tem-se de ser flexível para alcançar resultado. A exceção não faz mal, desde que os hábitos cotidianos sejam bons. O mecanismo de aproveitar dos alimentos as substâncias vitais ao organismo é um processo muito desgastante. Por essa razão não podemos ingerir ao bel-prazer toda essa m... que se come hoje em dia.

Veja por exemplo o caso das frutas. O Brasil é um país tropical com imensa variedade de frutas. Frutas maravilhosas e extremamente saborosas. Deve-se voltar a atenção para seu consumo. Quem ainda não está habituado deve saboreá-las delicada e vagarosamente, sempre atento ao incrível gosto de cada fruta. São de fácil digestão, não sobrecarregam o organismo e são excelentes combustíveis para o dia a dia.

■ ■ ■

Não devemos passar mais de três horas sem a ingestão de alimentos. Por isso existe a necessidade da implementação de lanchinhos entre as principais refeições. Se por um lado se evita que o estômago permaneça vazio e suscetível aos ácidos lançados devido ao estresse do dia a dia, por outro contribui-se para que a máquina humana tenha sempre combustível suficiente para o seu funcionamento.

Longos períodos sem alimento fazem com que os menininhos que trabalham no sistema digestivo responsáveis pelo processo da digestão fiquem inquietos. Depois de três horas sem alimento eles telefonam para o cérebro e avisam que tá na hora de fazer o sujeito sentir fome pra que abasteça a maquininha. Mas se por algum motivo a pessoa não ingere alimento essa sensação passa, até que os menininhos telefonam novamente e avisam o cérebro que ainda não chegou o carregamento. O cérebro novamente se incumbe de dar o aviso, mas por algum motivo – talvez aquela reunião que se estendeu por mais de quatro horas ou porque quer emagrecer – a pessoa não se alimenta. Agora o cérebro, já muito preocupado porque começam a faltar nutrientes a tantas reações químicas que acontecem naquele momento, é quem telefona ao estômago: "E aí, chegou alguma coisa?". E os menininhos que atendem o telefone já de maneira malcriada, dando pontapés e botinadas nas paredes do estômago, soltando palavrões, respondem: "A coisa aqui tá complicada e nada do carregamento chegar...".

Depois de cinco horas acaba a reunião e a pessoa corre para o almoço. Primeiro problema: com tanta fome, vai ingerir muito mais do que realmente necessita. Segundo problema: quando o carregamento chega ao estômago, os menininhos estão tão desesperados que pulam em cima do caminhão detonando não apenas o alimento que ele traz na caçamba – acabam com os pneus, atacam o couro dos bancos. Dependendo da fome que passaram, comem até a lona do caminhão... O organismo não sabe se passará por tantas outras horas de privação; então aproveita muito mais do que o necessário dessa refeição. É que o cérebro é burro e pode pensar que você está doente ou está no deserto, ou ainda que é um náufrago no oceano; por isso entra em estado de alerta, armazenando tudo o que não for utilizado nesse momento. Portanto, para se ter saúde e para quem necessita emagrecer: é necessário se alimentar muito para que se possa se alimentar pouco – para utilizar somente o necessário do que se ingeriu. Alimentar-se muito significa ingerir alimentos várias vezes ao dia. Alimentar-se pouco significa ingerir pequenas quantidades em cada refeição.

Por outro lado, existem pessoas que quando acordam tomam somente um cafezinho e saem para o trabalho sem nenhuma fome. Param para almoçar às 2 da tarde e são categóricas em afirmar: "Realmente não sinto fome pela manhã". Casos como esse têm sempre uma mesma explicação: normalmente, são pessoas que jantam tarde e ingerem alimentos de difícil digestão, como carnes, por exemplo. Claro que essas pessoas não poderão sentir fome durante a manhã. Ainda estarão digerindo o jantar da noite anterior...

■ ■ ■

Lido a todo instante com pessoas que não se acham capazes de mudar – mesmo que gradativamente – a alimentação. E sempre ouço a mesma frase: "Eu só como o que eu gosto. Como vou comer o que não gosto?". Minha resposta também é sempre a mesma: "Você não come o que você gosta, mas gosta do que você come!".

A maior prova de que o homem é um animal de hábitos é a alimentação. Seus hábitos são diferentes nas diferentes partes do mundo. É só comparar a alimentação das pessoas na Groenlândia, nos Estados Unidos, no México, Brasil ou Japão. Em cada país alimentam-se de coisas completamente diferentes. O mais incrível é que, mesmo comendo tudo diferente, o homem é exatamente igual. Fruto apenas de seus hábitos. Ainda assim todos adoram sua alimentação.

É necessário exercitar para poder gostar. Se fulano só come bife com batatas fritas, não adianta tentar mudar de um dia para outro para peixe grelhado com legumes cozidos no vapor e muita salada verde. Ele pode aguentar um tempo, mas não vai aguentar para sempre. E dessa forma ele estaria sempre aguentando. Que ele coma seu bife com batatas fritas, mas que agregue, por exemplo, uma porção de brócolis cozidos no vapor. No primeiro dia ele vai olhar para os brócolis, os brócolis vão olhar pra ele e pode ser que não aconteça nada. No segundo dia pode ser que ele tente provar um pouquinho. Mas se se dispuser a "treinar" comer os brócolis todos os dias, quando, depois de um mês, servirem somente seu bife com batatas fritas, certamente ele vai perguntar: "Ei! Cadê meus brócolis?!". E assim deve-se trabalhar para que se mude o comportamento diante da alimentação. Há que se treinar bastante para que se sente em frente a um farto prato de salada e se possa, sinceramente, dizer: "Que delícia!". É importante saber que isso não vem da noite para o dia, mas que é possível, sim.

Também o preparo dos alimentos é um ponto extremamente importante. Veja o caso do povo japonês, que possui a maior expectativa de vida do mundo, perto de noventa anos. Sua alimentação é das mais saudáveis. O arroz é feito apenas com água, eles se alimentam de muitos legumes, algas, frutos do mar, peixes e muita fibra.

Não tenho a intenção de insinuar que se passe a ingerir o mesmo arroz do qual se alimenta o povo japonês, mas que se trace uma comparação das diferenças no preparo dos alimentos entre as diferentes culturas. E digo que, se a pessoa se propuser o treino das modificações de seus hábitos, pode conseguir gostar do que quiser. Não há necessidade de fritar os temperos, depois fritar o arroz para somente então adicionar a água responsável por seu cozimento. Você pode se valer do mesmo processo de cozimento sem fritar nada nem utilizar óleo em seu preparo. Para que a coisa não fique tão gritante, adicione à água que colocou no arroz os temperinhos que podem dar o seu toque, como o alho – cru – picado, um pouquinho de sal, salsa desidratada, cebola, etc. e introduza isso na rotina de alimentação somente uma vez na semana. Após um mês, passe para dois dias na semana, até que afinal você estará vidrado nessa nova forma de preparo do seu arroz. Tudo exige treino e o início nem sempre é prazeroso. Mas com esse *approach* você se torna capaz de gostar de qualquer alimento. Talvez – e só aqui fica a dúvida – você possa gostar até de jiló...

■ ■ ■

O organismo necessita de uma porção de ingredientes para seu bom funcionamento. Necessita de proteínas, carboidratos, gorduras, minerais, vitaminas, fibras e água. As proteínas, como indica a origem grega do nome, são os alimentos "de importância primordial". São os alimentos compostos pelos aminoácidos – os tijolinhos responsáveis pela formação e manutenção dos órgãos vitais de grande parte do organismo, assim como por sua reparação diária. As principais fontes estão na clara do ovo, nos peixes, aves, iogurtes, arroz – preferencialmente, o integral – e na soja.

Os carboidratos são os alimentos que geram a energia responsável pelo funcionamento do organismo. Em outras palavras, são nossa "gasolininha". As principais fontes estão nas frutas, vegetais, grãos com os quais são feitos os pães, cereais, ervilhas, feijões, batatas, beterrabas, massas – preferencialmente, as integrais.

As gorduras, embora sejam vistas sempre como vilãs, são de extrema importância para o organismo. São responsáveis pela proteção dos órgãos vitais, pelo isolamento térmico do organismo em ambientes frios e pela reserva de energia que pode ser utilizada em qualquer momento de necessidade. Além disso, servem como meio de transporte para que as vitaminas A, D, E e K sejam carreadas pela corrente sanguínea. As fontes mais indicadas vêm de gorduras vegetais cruas como o azeite extravirgem de oliva, o abacate, a castanha de caju, a castanha-do-pará, nozes, amêndoas.

Os minerais são substâncias extremamente importantes para o organismo. Respondem por inúmeras funções, como, por exemplo, manter o ritmo cardíaco, regular o metabolismo das células, trabalhar na condução do estímulo nervoso, participar das contrações musculares, além se serem componentes dos tão importantes hormônios que atuam diariamente em todo o organismo. As fontes são inúmeras, como cereais, aves, vegetais, vegetais de folhas verdes e verde-escuras, além de sal e água.

As vitaminas, embora não forneçam energia ao organismo, facilitam a liberação dessa energia, regulam o metabolismo interno e portanto são elementos indispensáveis. Da mesma maneira que os minerais, são encontradas em inúmeras fontes, como cereais integrais, legumes, frutas, verduras, etc.

As fibras, apesar de não serem consideradas nutrientes, têm importante função no organismo no sentido do bom funcionamento do sistema digestivo, além de reduzir a quantidade de colesterol circulante no sangue. Porém, há grande perda das fibras no processamento dos alimentos. Daí a necessidade do consumo de alimentos integrais e em sua forma mais natural possível. Folhas cruas, vegetais crus ou somente cozidos no vapor, frutas, em vez de sucos de frutas, cereais e farelos de cereais.

A água é o elemento essencial à vida. Representa em torno de 70% de nosso organismo e está presente em detalhes do funcionamento da máquina humana. É a responsável por manter nossa temperatura, participa no transporte de gases e nutrientes, ajuda na eliminação dos produtos metabolizados nas reações químicas, ajuda a lubrificar as articulações, enfim, tem seu papel num sem-número de funções do organismo. Embora seja encontrada em abundância na natureza, há que se ter cuidado com a sua utilização devido à poluição.

As necessidades do organismo estão aí. Elas pedem o bom senso das pessoas, porque tudo reside no equilíbrio. Uma alimentação saudável deve basear-se em frutas, legumes, fibras, grãos, iogurtes, verduras, carnes brancas grelhadas como peixe, frango, peru, rã, etc. e água. Muita água. O principal é que haja um balanceamento de todos esses ingredientes no transcorrer do dia.

■ ■ ■

O Brasil possui 9 mil quilômetros de costa e nosso povo come pouco peixe. Pode ser paradoxal, mas é a pura verdade. O peixe é um dos alimentos mais importantes para o homem. No entanto, o brasileiro quase "desconhece" o peixe em sua alimentação e a maioria das pessoas que se utilizam dele o fazem de maneira esporádica. O peixe deveria ser o prato da casa do brasileiro porque está em sua porta.

É um alimento sensacional. Possui fósforo, vários minerais e vitaminas, além de ser excelente fonte de proteínas – alimentação básica no que diz respeito às necessidades de nossas células. Enquanto dormimos e a cada dia, o organismo tem de reparar bilhões de células em nossos órgãos vitais para que tudo funcione de forma absolutamente perfeita – e a matéria--prima para isso é a proteína, que é formada pelos aminoácidos.

Além de tudo, se o preparo for condizente – se o peixe for grelhado –, será de facílima digestão sem sobrecarregar o organismo no processo digestivo. Porém, se for preparado frito, o organismo é que estará mesmo frito! É como comer batatas. Ouvi dizer que ainda existem batatas fritas... E, como se não bastasse fritarem as batatas, ainda colocam uma mistura de condimentos como *catchup*, mostarda, maionese e sabe-se lá mais o quê, e têm coragem de dizer que estão comendo batatas. Como faz o coordenador do paladar para enviar ao cérebro as informações do que está sendo ingerido para que este informe o estômago dos sucos digestivos de que vai precisar? Mas o pior mesmo vem quando isso tudo começa a cair na cabeça dos menininhos do estômago que não entendem nada. É muita m... junto e eles sozinhos não conseguem dar conta de processar tudo isso e ainda limpar tanta gordura. De novo o organismo tem de chamar mais funcionários para fazer hora extra e também aqui, como acontece com os menininhos que trabalham durante o sono, convocar o pessoal que está de férias para ajudar a lidar com tanta imundície que, acreditem, o camarada enfia em seu próprio organismo.

Tudo bem quanto a curtir uma batatinha frita excepcionalmente para relembrar os tempos em que não se dava a mínima atenção ao organismo.

Mas para que atochar tanto molho? Para não saber que estão comendo batatas? Para o paladar não distinguir seu gosto? Pois, se não gostam das tais batatas fritas, melhor não ingeri-las. Com tanto molho, se em vez da batata utilizarem um pedaço de galho de árvore o gosto será exatamente o mesmo – a diferença é que com o galho terão de exercitar muito mais os músculos mastigadores e ainda se vai ter o benefício das fibras...

■ ■ ■

O momento certo da ingestão de água ainda é um problema na nossa sociedade. Devemos tomar muita água. Um mínimo de 2 litros diários, mas sempre longe das refeições. Hoje parece uma norma ter de tomar um suco, um chope, um refrigerante ou até mesmo água durante as refeições.

Para os menininhos do estômago é algo extremamente desagradável chegar uma tremenda chuva no momento em que eles têm de desempenhar o seu ofício da digestão.

Além do que, se você bebeu água suficiente pela manhã, não terá sede na hora do almoço. O mesmo ocorre em relação à hora do jantar. Alguns alimentos que possuem muita fibra precisam de um pouquinho de água em seu processo digestivo. Mas um pouquinho significa um pouquinho. Menos de meio copo.

É que a água tem preferência no processo de absorção pelo organismo. Quando ela chega ao estômago, os sólidos têm de ficar esperando seu embarque e, se chega água a todo instante, fica difícil de os menininhos procederem à digestão dos sólidos, além de precisarem trabalhar de guarda-chuva e muitas vezes agarrados a qualquer coisa para não ser carregados pela enxurrada.

Para se ter uma ideia do que acontece, vamos dar um pulinho a uma sala de embarque do Aeroporto Internacional de Guarulhos. Momento de embarcar! A chamada começa pelas senhoras com crianças de colo. No nosso caso, essas senhoras e suas crianças estarão representando a água, que também tem preferência. Como já disse, alguns alimentos até necessitam de um pouquinho de água para facilitar a digestão. Mas alguma vez vocês já viram um voo no qual metade dos passageiros são senhoras com crianças de colo? Está certo que elas têm preferência, mas seria terrível ter de ficar ali abrindo espaço cada vez que chega mais uma delas, enquanto você já está na fila de embarque e elas vão passando na sua frente o tempo todo sem parar.

Chega um momento em que até o mais educado dos passageiros fica com o saco cheio de tanto esperar na fila. Da mesma maneira, é terrível ter de fazer o bolo alimentar que se alojou no estômago esperar, esperar, esperar para embarcar na fantástica viagem de produção de energia. Por isso, muito líquido dificulta o processo digestivo.

O ideal é que se comece a beber água ainda em jejum. Comece sua higiene diária limpando seu organismo por dentro. Ingerida em jejum, a água é assimilada imediatamente, oferecendo ao organismo a hidratação necessária a um bom começo de dia.

Volte a tomá-la abundantemente umas duas horas após o café da manhã, em intervalos, até meia hora antes do almoço. Proceda da mesma forma no período da tarde, sem contudo invadir o período da noite para evitar o estrago durante o sono, ao se levantar para ir ao banheiro.

O ideal é que se tenha uma garrafa de um litro ou um litro e meio para ter a noção exata da quantidade de água ingerida. Tomar água num bebedouro ou baseando-se apenas em copos pode dar a falsa impressão de se ter tomado muita água.

Mesmo no verão a água deve ser ingerida em temperatura ambiente ou no máximo um pouquinho fresca. Água – ou qualquer outro líquido – gelada agride o organismo, que trabalha para manter sua temperatura sempre igual.

Aprender a beber água é um exercício como todos os outros que já citei e que incorrem na aquisição de um novo hábito. Com água suficiente a pele fica mais macia, os órgãos internos trabalham com menor sobrecarga e até a corrente circulatória é beneficiada.

Para quem faz algum tipo de atividade física, a necessidade de água aumenta consideravelmente. Aqueles que já atingiram um nível de condicionamento físico mais elevado têm de estar sempre atentos ao calor e à quantidade de água ingerida, dois fatores que influenciam diretamente a performance e a saúde, evitando até mesmo o risco de vida.

No verão transpiramos mais e dessa maneira o mínimo necessário de 2 litros diários pode aumentar para 3 ou até 4 litros.

No momento da sede não apele para um chope ou um suco. Primeiro beba água suficiente para acabar com a sede. Depois deguste sua bebida predileta. No caso dos refrigerantes, inclusive, é tanto xarope e açúcar que a impressão que se tem após tomá-los é de que a sede aumentou.

Tudo é muito simples: o organismo depende de água para o seu perfeito funcionamento. Cabe ao ser humano atender a essa necessidade e... água! Muita água!!!

■ ■ ■

Existem pessoas que devido a algum distúrbio orgânico ganham peso mesmo tendo uma alimentação em equilíbrio com a quantidade de gasto calórico. Todavia, esse tipo de distúrbio metabólico atinge um número pequeno de pessoas. Mesmo assim, cresce dia a dia o número de obesos. Isso significa, matematicamente falando, que a pessoa obesa é a que tem a ingestão calórica maior do que necessita para suas atividades diárias e a manutenção da vida com qualidade. Óbvio! Mas, se é assim tão óbvio, por que a dificuldade em manter um corpo magro e por que a obesidade cresce, dia a dia, assustadoramente?

Percebi ao longo da prática de meu trabalho que as pessoas obesas não adquirem tal estado da noite para o dia. É um longo e insistente período em que elas têm de batalhar para chegar à obesidade com uma ingestão calórica maior que as necessidades. É esse desequilíbrio que promove a densa reserva de gorduras. Muitas vezes demoram-se cinco, oito, dez, quinze anos para conseguir isso. Somente com a sequência de uma vida alimentar desajustada é que se vão avolumando as reservas de gordura e se instalando um novo corpo. Em outras palavras, não é fácil atingir esse desequilíbrio. Há que se trabalhar insistentemente por anos a fio. E dessa maneira instala-se o hábito alimentar inconveniente.

Portanto, o caminho mais fácil e menos agressivo para se readquirir o corpo perdido é inverter na mesma proporção de abuso e de tempo o comportamento em relação à alimentação. Tem-se de abusar de uma alimentação sadia e dar o tempo necessário para que se instalem novos hábitos alimentares da mesma maneira que se instalaram os hábitos ruins. A memória pode não ajudar a lembrar, mas levou muito tempo para que se alicerçassem os hábitos que deixaram a pessoa assim. Porém, nosso organismo é tão perfeito que, mesmo que o desajuste leve uns dez anos, o reajuste pode levar, por exemplo, apenas dois anos ou menos. Mas o ser humano não consegue aceitar esse raciocínio tão lógico. Quando resolve emagrecer, na maioria das vezes, exige de si próprio que o consiga em quinze ou vinte dias, e isso é impróprio pela simples lógica dos acontecimentos. Para readquirir de maneira saudável o corpo que já se teve um dia ou mesmo construir um novo corpo para quem cresceu acima do peso, há que trabalhar, mudando os hábitos até adquirir um novo estilo de viver.

Normalmente, o que se faz é lançar mão de um regime, fornecendo ao organismo uma alimentação absolutamente em desacordo com os seus hábitos e necessidades energéticas. Se a pessoa possui uma barriga enorme, tem de saber que essa barriga é composta de células vivas e famintas que exigem o alimento da mesma maneira que o cérebro o exige. O que está em desacordo é fazer o cérebro dividir nutrientes importantíssimos com um monte de gordura sem função. Mas também fica em desacordo fazer o cérebro passar as privações nutricionais que a barriga tem de passar para diminuir. Tudo precisa ser conseguido gradativamente para que seja natural e duradouro.

Parece brincadeira, mas existem pessoas que se internam em *spas* para passarem privações, agredirem seu organismo – e pagam para isso. Os *spas* estão colocados em locais maravilhosos, em meio à natureza, e devem ser utilizados, sim, mas para recarregar as baterias. E isso utilizando-se de uma alimentação saudável, balanceada e suficiente, sem exercício físico exagerado. Dessa maneira fará bem a qualquer pessoa sem lhe agredir o organismo.

Terrível mesmo é quando a pessoa se vale de medicamentos para emagrecer – uma parafernália de ingredientes que deixa o organismo absolutamente maluco. É inacreditável, mas o nosso país consome sozinho mais de 60% da quantidade mundial desse tipo de medicamento. E tudo devido à nossa cultura imediatista, típica de uma sociedade aloprada que exige tudo para ontem.

Quando se vai contra o cerne do ser humano, fica difícil conseguir sucesso e, se este vier, dificilmente será duradouro. Os medicamentos desestruturam o equilíbrio de nosso organismo. Aliás, o organismo se chama organismo justamente porque se organiza. Mas ele necessita de atitudes sérias e coerentes, claras e racionais. Não podemos mascará-lo com atitudes impróprias à sua natural forma de ser. Há que se trabalhar, portanto, numa consciente e gradual mudança de hábitos. Em vez de evitar os alimentos de que gosta e que não são saudáveis, incorpore os saudáveis gradativamente à sua dieta. Lembre-se do ilustrativo exemplo dos brócolis. Não deve haver privações nem sofrimento. Invista na disciplina, mas sem sacrifícios. Quando se controla demais a vontade, ela volta de forma incontrolável.

Tudo tem de ser prazeroso. E, no caso da alimentação, a mudança de hábitos fará com que se consiga ter prazer com outros tipos de alimento. Simples, fácil e coerente. Com o tempo, essa nova atitude de vida começa a resultar num bem-estar incrível e as diferenças palpáveis – nesse caso, "apalpáveis" – aparecem justamente no próprio corpo, mexendo com a autoestima que impulsionará ainda mais a nova forma de encarar a alimentação. Uma nova pessoa nascerá em você, não por mágica e sim por sua própria capacidade de se impor a um novo estilo de vida. É como quando a pessoa nasce – na Inglaterra, no Chile, na China – e é treinada a comer o que a cultura impõe. Essa pessoa e todos a seu redor vão gostar porque foram treinados daquela maneira. Não fosse assim, como é que o ser humano conseguiria curtir o seu Scotch? É claro que ele treinou para conseguir. Afinal, a sociedade manda. E as primeiras vezes devem ter sido terríveis. Imagine colocar álcool garganta abaixo. Álcool pega fogo! Mas o ser humano insiste até conseguir. Os destilados em geral são absolutamente agressivos ao nosso organismo, mas o hábito torna o ato de extremo prazer. E o bebem como se fosse a coisa mais natural do mundo. É incrível a força de vontade que essas pessoas têm, mas, se até isso elas conseguem, podem conseguir o que quiserem. É só canalizar essa estupenda força interior no sentido de melhorar sua vida.

É inquestionável! O exercício de uma ação se torna um hábito e o exercício de um hábito levado às últimas consequências se torna um vício. Assim é a vida. Nada contesta essa verdade tão plena, mas, levados pelas emoções, nos impedimos de obter uma ótica racional e coerente para entender que não é impossível passarmos a nos alimentar de outra coisa que não aquilo a que estamos acostumados. E, como o organismo é mágico, aguenta qualquer coisa. Aliás, ele tem de ser mágico mesmo para aguentar tudo o que se faz com ele.

■ ■ ■

As pessoas com excesso de peso com as quais trabalhei não conseguiam se ver magras. Diziam que era impossível tornar-se magras. Isso é um tabu que tem de ser triturado. É sempre muito importante que essas pessoas acreditem que não precisam ser assim, que é possível se transformarem por completo. Basta apenas rever certos hábitos que ao longo dos dias vão acrescentando um pouquinho de gordura no organismo.

Porém é necessário emagrecer também a cabeça. O primeiro passo é assumir que não é a cabeça que possui um corpo gordo, mas o corpo que possui uma cabeça gorda. Observem que as pessoas magras têm a cabeça magra, isto é, pensam como magras e se comportam como magras. Por outro lado, um corpo gordo tem a cabeça gorda, pensa como gordo e não encontra outra saída senão se comportar como gordo.

Em minha longa experiência com as pessoas acima do peso, enquanto eu não emagreci sua cabeça, não tive grandes resultados com seu corpo. Muitas vezes conseguimos emagrecer totalmente uma pessoa, mas, se sua cabeça não emagreceu junto, quase certamente o trabalho estará perdido porque um dia ela voltará a ser gorda. E o que tenho como resultado irrefutável é que, se sua cabeça realmente emagreceu, se aprendeu a pensar como magra, essa pessoa, mesmo depois de passados muitos anos, não deverá engordar novamente.

Quem muda o corpo muda a cabeça, sim. E adquirindo uma dieta saudável primeiramente se vai ter saúde, disposição, energia, vontade de viver e vibrar com a vida. Além disso, vai reorganizar seu organismo. Se a pessoa for muito gorda, emagrecerá muito. Se for somente um pouco gorda, emagrecerá o pouco necessário. Se for muito magra, engordará. É uma questão de equilíbrio, não somente de peso. Cada pessoa tem um biotipo que deve ser respeitado; assim, algumas são de ossatura mais densa e terão peso maior. O importante é encontrar o equilíbrio e não se basear nessa fórmula de peso e altura.

Para que tudo se processe de maneira eficiente, científica e natural, além de implementarmos aos poucos uma nova dieta alimentar, administramos um trabalho cardiovascular. Primeiro, porque o mais importante é ter saúde. E para isso deve-se colocar o corpo em movimento.

Dessa maneira, processa-se a matemática do emagrecimento, pois abrimos a torneirinha do gasto calórico com movimento e fechamos a torneirinha da ingestão calórica permanecendo atentos ao que se coloca garganta abaixo. O resultado não pode ser outro senão a diminuição do peso com o passar do tempo. É importante não ter pressa, saber esperar, não ficar se pesando a todo instante e ter a sabedoria de insistir dia após dia.

Deve-se iniciar com uma caminhada bem leve de no máximo 20 minutos, dia sim, dia não, para que se possa também adaptar músculos, tendões e articulações para o novo trabalho.

Mas vá devagar. Se você tem pressa, vá devagar para que possa chegar ao seu objetivo. Se tentar ir rapidamente começando com uma carga muito grande, depois de algum tempo você pode verificar algum estrago na máquina, seja com uma lesão articular ou com qualquer outro detalhe que atrapalhe a continuidade desse trabalho. Com o tempo e a percepção de que o organismo começa a responder de maneira mais eficiente, vai-se aumentando a quantidade de trabalho e, enquanto se melhoram ainda mais coração, pulmões e circulação sanguínea, utiliza-se a gordura extra como combustível. Mas sempre com a frequência cardíaca bem baixa.

Talvez o mais importante seja perceber que se está proporcionando um incremento na saúde cardiovascular, em que mais energia e disposição vão fazer a diferença. Porque esse trabalho tem de ser desenvolvido com os grandes músculos corporais, o gasto calórico é grande e, portanto, enquanto melhora a saúde, vai-se emagrecendo. Porém, para isso, é necessário que haja oxigênio suficiente para as reações de queima da gordura, e assim o trabalho deve estar baseado numa frequência cardíaca baixa, específica para cada pessoa.

Esse mecanismo funciona de forma efetiva e matemática, pois nosso organismo é bioquímica. Então, você, que necessita emagrecer, pense no seguinte: antes de tudo, você precisa de saúde. Assim ficará mais fácil, mais profundo e efetivo o seu trabalho.

O fato concreto é que, depois da imprescindível adaptação orgânica, se passa a ter realmente uma grande precipitação calórica, que invariavelmente vai se utilizar das gordurinhas indesejáveis. O imprescindível é que haja sempre prazer e para que isso ocorra é necessário um bom tempo de adaptação do organismo como um todo. Sem prazer, não haverá trabalho duradouro e eficaz.

■ ■ ■

Como o cérebro é burro e a sociedade nos impõe um mundo de extrema competitividade, não podemos perder nada. Dessa maneira, quando se referirem à diminuição de peso, façam de forma a enganar o cérebro burro, dizendo: "Já venci a batalha de 5 quilos" ou "Emagreci 5 quilos". Nunca se deve referir-se aos quilos a menos com expressões do tipo: "Perdi 5 quilos" – como o cérebro é burro e a sociedade não admite perdas, seu organismo fará qualquer negócio para recuperar esses quilos de alguma maneira. Claro que isso acontece em nível inconsciente, mas é um risco inconsequente que não se deve correr.

Além disso, procure não iniciar nada agressivo. Prepare seu corpo emocional para moldar a nova vida sem o excesso de peso. Saiba se essa sobrecarga não vem de uma sobrecarga emocional. Sinta que, quanto mais quilos você elimina da barriga, mais quilos serão eliminados dos seus ombros e você perceberá que a própria vida vai se tornando cada vez mais leve, cada dia mais agradável.

Uma pessoa que se obriga a transportar um peso além do normal, sobrecarrega as articulações e a coluna e proporciona ao coração demasiado esforço. Podemos comparar essa situação de gordura excedente à situação de uma empresa que tem funcionários excedentes. Se uma empresa paga por funcionários que não desenvolvem seu trabalho mas fazem parte da folha de pagamento, certamente terá prejuízos. Se o número de funcionários que somente batem o ponto mas nada produzem for pequeno, não vai causar grande dano. Talvez toda empresa tenha esse tipo de perda. Todavia, se esse número for superior a 10% do total de funcionários, já começa a pesar na folha de pagamento. Se a quantidade de funcionários improdutivos ultrapassar 20%, certamente o peso será tal que a empresa passará a ter dificuldade em suprir esse ônus colossal. Daí por diante, se a quantidade aumenta, podemos falar em falência. O mesmo ocorre com o organismo humano. Sempre teremos um percentual de gordura imprescindível para um organismo saudável. Mas, se a coisa começar a ultrapassar as necessidades básicas, o organismo ficará onerado e propenso à falência da mesma maneira que qualquer empresa. O organismo entra num tal desequilíbrio que fica mais facilmente exposto a doenças, e é óbvio que cai seu rendimento orgânico, pois há que se desviar muita energia para a manutenção desse tecido inútil, diminuindo a disposição e o ânimo. O excesso de peso embota a pessoa. Ela não rende fisicamente o que poderia render. Ainda ocorre que a barriga desvia a coluna, aumentando consideravelmente a normal curvatura da região lombar. E, além de tudo, o coitado do coraçãozinho não aguentará as despesas tão altas para um desempenho tão baixo do organismo como um todo.

Quanto mais o processo de destruição da autoestima tenha sido vigoroso, maior será o problema de conseguir se manter nessa forma gradual de reconquista do corpo. Todos passam por uma imensa destruição interna devido ao processo de civilizar as pessoas. Tem-se de vencer a anulação que fora imposta nos primeiros anos de vida para que se alcance sucesso e se chegue ao destino desejado. O que ocorre na maioria das vezes é que o fenômeno do boicote pode aparecer mais do que se possa esperar. Fique esperto para perceber quando ele quer se manifestar e se imponha com sua vontade de uma saúde melhor.

O objetivo então é trabalhar no processo de conquista de você para e por você. Você precisa se conquistar, você precisa se gostar. Quando isso acontece, percebe-se que não se consegue mais lançar dentro do próprio organismo tantas porcarias, tanta destruição em forma de comida. Passa-se, ainda que inconscientemente, a se alimentar mais e a comer cada vez menos. Passa-se a conhecer a distância incomensurável existente entre comer e se alimentar. Alimentar-se significa utilizar no organismo somente nutrientes naturais e balanceados necessários à vida, que lhe fornecerão energia por meio de sua combustão. Comer significa jogar garganta abaixo essa imundície de compostos industrializados, esse *junk-food* repleto de gordura, frituras e açúcar que, de maneira errônea, é chamado de prazer...

Sem o desenvolvimento emocional, esse processo sofre dificuldades. Por isso, em meu método, utilizo a descoberta e a transformação do corpo como mola propulsora para desenvolver a oportunidade de interação com o corpo emocional. Afinal, é o corpo que modela a cabeça e ajusta o espírito, desenvolvendo a peça fundamental da vida que é o corpo emocional. É uma interação contínua e ininterrupta em todo o organismo, fazendo-o coeso e uno.

A conscientização é o alicerce do pensamento. É ela que delineia as perspectivas e dá rumo aos objetivos e conquistas. Tudo está em você se visualizar sem essa barriga incômoda e pensar firmemente que é possível estar sem ela. Visualize-se magro e ficará magro. Se você não conseguir visualizar e vislumbrar esse quadro, definitivamente terá problemas em atingir o objetivo de um corpo delineado e harmonioso.

Há que se distinguir o processo da fome do processo da emoção, pois o estado compulsivo está fora de nossa interferência racional e só pode ser interrompido por uma outra força emocional de igual tamanho. Essa percepção é por demais importante porque muitas vezes se continua a comer sem necessidade fisiológica. Tal comportamento tornou-se comum entre as pessoas agitadas dos dias de hoje que, enquanto se alimentam, falam muito, discutem negócios, sem nem mesmo olhar ou perceber a refeição que está sendo feita. Há necessidade de determinado tempo para que os terminais nervosos do estômago captem e enviem as mensagens para o centro de saciação do cérebro. Por esse motivo, é importante se alimentar devagar, mastigando bastante os alimentos, o que, além de ajudar sobremaneira o processo digestivo, proporciona o tempo necessário para o organismo avisar quando já é hora de parar.

Se a pessoa não consegue impor de forma natural essa necessidade primária, que imponha uma parada no meio de sua refeição. A interrupção alimentar torna-se importante nos casos de iminente ação emocional na interferência racional. Nesses casos pode-se apelar para situações agradáveis que prendam a atenção, como um telefonema a uma pessoa querida. Ao menos nesse caso o aborrecedor telefone celular oferece grande serventia. Esse telefonema deve ser agradável, de maneira a interromper por uns dez minutos a volúpia alimentar. Jamais utilize esse momento para resolver problemas negativos, pois, de maneira contrária, pode afetar outra área orgânica que, além de não ter nada a ver com esse processo, poderá produzir hormônios de péssima qualidade que influirão maleficamente no processo digestivo.

O importante é que, passado determinado tempo, você volte à sua refeição, podendo alimentar-se mais e comer menos, percebendo que cessou a volúpia de comer, comer, comer. Se não resolver, dê outro telefonema ou faça alguma outra coisa. Há a necessidade de ter ingerido metade do que se comeria normalmente para ocorrer esse mecanismo de corte emocional.

Com o passar do tempo, já dá para perceber que a atenção começa a se prender nos alimentos, que se começa a ter prazer em sentir vagarosamente os sabores dos alimentos que devem ficar mais tempo na boca e finalmente passa-se a ter prazer em se alimentar sem ter de, ainda que inconscientemente, "engolir" os alimentos a toque de caixa.

■ ■ ■

O excesso de peso é algo absolutamente normal na sociedade atual. Ela tirou o movimento das pessoas e criou uma oferta incalculável de alimentos. Por outro lado existe a mídia conquistando as pessoas para consumir, consumir, consumir! E as pessoas vão sendo atacadas por todos os lados para se envolverem com os mais variados tipos de alimento bem filmado e bem vendido, num estupendo *show* de *marketing*.

Por essa razão há necessidade de parar, de recolher-se ao seu interior e refletir. De perceber que você está apenas sendo envolvido e que isso não é o melhor para o seu organismo. Essa atitude é realmente a mais importante. Não interessa quanto se está acima do peso. Só o que importa é refletir em seu mais profundo ser que você não precisa ser assim. Essa é uma frase muito forte e deve-se tomá-la profundamente em seu espírito. Você realmente não precisa ser assim. E é exatamente por aí que se começa a emagrecer a cabeça, ponto fundamental de todo o processo de emagrecimento.

Faça um exercício mental de se enxergar magro. Marque isso em sua mente de maneira muito profunda. Você magro! Esse é um passo decisivo em direção a um novo corpo. Dê importância maior à conquista de uma saúde plena. No início, com o simples fato de desenvolver o aparelho cardiovascular já se começa a fazer funcionar um mecanismo de queima de gordura. Agregando vagarosamente uma dieta melhor, já se começa a melhorar muito o organismo como um todo.

A energia aumenta, o corpo fica mais resistente. E essa é a mola propulsora no caminho de buscar um sistema novo de vida que acaba indo na direção de um corpo saudável – e mais magro. Tudo isso se dá como um acontecimento e não como uma busca desesperada de emagrecer a qualquer custo. Minha experiência mostra que essa forma de querer emagrecer não funciona, pois cria um estresse a mais na cabeça das pessoas que se veem na obrigação de emagrecer.

Busque um bom programa de saúde e esqueça o peso; seu emagrecimento virá como decorrência natural da nova visão de vida e da nova forma de querer viver. Uma motivação invariavelmente vai acontecer com os progressos que se estão realizando com o seu coração, que ganha mais disposição e energia.

Lembre-se de que o raciocínio atrapalha. Ouça a voz profunda do coração, que anseia por uma vida melhor. E isso não só é possível como também é muito fácil. Pelo menos é o que contam todos os que conseguiram se transformar completamente.

A necessidade vital de movimento

Capítulo VII

- Da pré-história aos tempos modernos
- A essência da vida é o movimento
- O coração é o alicerce da vida
- Músculo reage em qualquer idade
- Ficar velho é uma opção
- O resgate das origens
- A importância do primeiro passo
- Correr ou caminhar?
- Empurrando os próprios limites
- Esporte: aula prática de sociedade
- Musculação só depois de desenvolver o coração
- Abdominal não tira barriga

*Para seu perfeito funcionamento
o corpo necessita de movimento.
Mas movimento ordenado,
sem sacrifícios.
O esforço faz bem,
desde que o prazer o acompanhe.
O perfume da natureza,
o frescor da brisa,
as cores do dia
transformam o esforço
num conjugado de
movimento-mentalização-espiritualidade.*

A primeira criatura dotada de característica inegavelmente humana foi nosso ousado primo *Australopithecus*. Ele deu o passo fundamental para a evolução da espécie quando experimentou descer das árvores e se pôr em pé, inaugurando uma extraordinária adaptação de seu organismo. Precisou criar músculos mais fortes nas costas para se aguentar na nova posição e, o mais importante, começou a desenvolver o movimento de oposição dos dedos das mãos.

Esse foi o grande salto que levou o primata a um outro estágio de consciência, pois antes, usando as mãos em concha para coletar alimentos ou dependurar-se nas árvores, como ainda fazem os macacos em geral, não havia chance de desenvolver seu cérebro e portanto sua inteligência – que nos permitiria alçar voo ao patamar de humanos e ir das árvores à Lua em alguns milhões de anos.

O movimento de oposição, que permite ao polegar tocar em todos os outros dedos das mãos, levou o homem gradativamente, por milhões de anos, a buscar movimentos mais finos, mais precisos e delicados.

Essa necessidade de movimentos mais precisos exigiu concatenações cerebrais complexas e sofisticadas, fazendo evoluir o cérebro, antes rústico e rudimentar, criando algo inédito entre todas as espécies animais – a capacidade de pensar e de ter consciência de si, a chamada inteligência humana.

Essa inteligência foi nos levando a vencer os impossíveis obstáculos dos primórdios do mundo e construindo nosso corpo a partir do movimento.

Nossos ancestrais de milhões e milhões de anos atrás caminharam incessantemente sobre a Terra. Criado e desenvolvido para o movimento, aquele novo ser acordava atrás de uma pedra ou dentro de um buraco no qual se escondia para proteger-se dos predadores e, tão logo abria os olhos, sentia fome.

Portanto, quando esse homem acordava, tinha muita fome, mas não tinha opção. Só lhe restava caminhar... E ele caminhava, caminhava, caminhava, em busca de algo para comer. Mas podia não encontrar o alimento nas primeiras horas do dia. Só que não podia sentar-se e desistir, porque tinha fome. Era questão de sobrevivência.

Ele continuaria caminhando o resto do dia. E o que esse homem encontrava pelo caminho? Raízes e folhas! Frutos? Só quando tinha muita sorte... Ele não era, sabemos hoje, aquele poderoso caçador que nos apresentaram, como estudei na escola.

Esse homem pré-histórico não tinha constituição física suficiente, não tinha garras nem dentes enormes para enfrentar os ferozes animais daquela época. Então, o que fazia? Ficava à espreita em cima das árvores e, quando um predador abatia sua presa e se banqueteava, esperava por todos os outros animais que iam chegando em ordem hierárquica, obedecendo à lei da natureza – que sempre dá lugar aos mais fortes.

Ele era, então, praticamente o último da "fila", perdendo até para um cachorro selvagem que podia devorá-lo se se descuidasse. Ele contemplava com muita saliva esses animais que se revezavam e se satisfaziam. Chegada a sua vez, não sobrava quase nada. Então ele descia com muito cuidado para ver o que tinha restado e aí comia apenas as carnes que ficavam nos entremeios das articulações, ou seja, praticamente nada.

A constituição orgânica que esse ser nômade construiu – sempre pronto para correr dos animais e subir em árvores numa velocidade fenomenal – mudou muito pouco desde então.

Se pensarmos que uma transformação fisiológica leva milhões de anos para ocorrer, temos de entender que o organismo do homem é o mesmo de 20 mil anos atrás. O mesmo fígado, a mesma vesícula, pulmões, estômago, coração, circulação. No entanto, nossa maneira de viver mudou completamente na trajetória da evolução humana, que passou sucessivamente pela caça, pelo pastoreio, pelo trabalho agrícola, etc., até a grande transformação mercantil dos tempos modernos.

Nessa caminhada, o homem foi extremamente bem-sucedido, conseguindo chegar aonde chegou em termos de adaptação da espécie. Mas acabou se esquecendo de que é matéria e portanto está sempre em movimento.

Movimentando-se, ele sempre trabalhou um músculo chamado miocárdio – o coração –, um músculo muito especial com sua estrutura de fibras estriadas que são fortes como os outros músculos do corpo.

Para se ter uma ideia, todos os músculos que recobrem nosso esqueleto e que permitem os movimentos do corpo são compostos de fibras estriadas. Portanto, se o coração também é composto de fibras estriadas, pode ser desenvolvido, manipulado, trabalhado e fortificado.

Foi isso exatamente o que fez com que nossos ancestrais tivessem uma plenitude de desenvolvimento. É que eles tinham de caminhar enormes distâncias. Tinham de correr para chegar antes de escurecer em sua protetora pedra, buraco ou caverna. Estavam sempre em movimento e, por isso, seu coração sempre exigido tornou-se desenvolvido e muito forte.

■ ■ ■

Há que se entender que a essência da vida é o movimento. Nada no universo está parado desde a grande explosão de inimaginável violência que deu origem ao Universo há 15 bilhões de anos. Ela formou as primeiras composições químicas – exatamente a mesma composição química de que é feito o corpo humano, prova de que somos partículas desse mesmo Universo, poeira de estrelas.

Somos o Universo e o Universo está em movimento. Mas a certa altura do caminho pelo planeta o homem tomou um atalho. Fugiu da essência de seu ser buscando mais conforto e comodidade – e acabou chegando a essa desconfortável sociedade aloprada de virada de século.

Assim, esse ser que caminhou por milhões de anos tornou-se, de repente, absolutamente sedentário, enfurnado em casa, locomovendo-se sobre rodas, subindo escadas rolantes, usando elevadores. E toda essa tecnologia que teve por finalidade a busca de mais conforto e comodidade acabou colocando o homem num nível de enorme solicitação mental e extrema competitividade, que ultrapassa suas possibilidades e causa desconforto. Ele não dá mais conta do que lhe é exigido, embora se sinta constantemente incomodado por tantas exigências. Resultado: o organismo humano atrofiou, vive cercado de doenças, mentalmente frágil e fisiologicamente desequilibrado.

As pessoas são capazes de ir até a banca de revistas a três quarteirões de sua casa, pasmem, de carro! Nos *shoppings* evitam subir as largas escadas normais para se atulhar em escadas rolantes que embarcam seu corpo num andar para soltá-lo noutro como se fosse um embrulho. Deixam de lado a oportunidade valiosa de fazer seu coraçãozinho trabalhar e sorrir agradecido. E, para agravar ainda mais a tendência à atrofia geral, não se movimentam para nada, sequer para abrir os vidros do carro... Nem as marchas querem mais trocar – o que trocam, sim, é sua saúde por um carro totalmente automático.

O ponto mais vulnerável da falta de movimento é o coração. É ele que mais sofre, juntamente com a circulação sanguínea. O coração tem de fazer um tremendo esforço para o homem mal sair do lugar.

Costumo dizer que o homem moderno tem um "coração de passarinho" que, de tão pequenininho, bate, bate, bate mas "não manda sangue pra lugar nenhum". Não consegue suprir as necessidades mínimas do organismo. É impossível dizer que esse homem está vivendo – na verdade, está apenas sobrevivendo. Isso tudo, ligado ao pequeno calibre de suas artérias, arteríolas e capilares, leva ao aumento da pressão arterial. Instalado o problema, o homem corre ao médico, que prescreve um medicamento para baixar a pressão. Resolve o problema imediato e imediatamente.

Em vez disso, deveria movimentar-se para fortalecer o coração e ter melhor ejeção sistólica e também aumentar a luz dos vasos – diâmetro das artérias, arteríolas e capilares –, permitindo que o coração deixe de fazer uma pressão tão forte para enviar o sangue, normalizando a pressão arterial e fazendo com que o sangue chegue de maneira mais suave e eficiente a todos os departamentos do corpo. O sangue que abastece o fígado, nutre o baço e chega ao dedão do pé é o mesmo sangue que vai nutrir o cérebro e as próprias fibras do coração, fazendo com que todo o organismo tenha suficientes nutrientes e trabalhe com perfeita eficácia.

Há pouco tempo descobriu-se que o coração é um músculo fortíssimo. E que o movimento pode desenvolvê-lo, prevenir doenças ou ajudar em sua cura. Isso é muito recente. Um médico de meia-idade lembra-se de que, quando estudou na escola de medicina, nem se pensava em colocar as pessoas que tinham problemas com esse músculo ou com os vasos que o alimentam para se movimentarem. Isso era inimaginável e eu vivi nesse contexto.

Muitas vezes os fatos ruins da sociedade trazem alguma coisa de bom para ela. A deprimente guerra fria que tanto alarmou o mundo, ameaçando-o de destruição a qualquer momento, ofereceu por outro lado uma silenciosa guerra por meio do esporte. Cada regime político queria mostrar nas Olimpíadas sua supremacia. Com isso ocorreram estratosféricos investimentos para desenvolver um super-homem capaz de bater recordes esportivos. Esses investimentos renderam infinitas pesquisas no campo do movimento que foram mostrando como, quanto e quando a atividade física modificava o organismo. Principalmente, o aparelho cardiovascular.

O *start* se deu depois da Olimpíada de Tóquio, com ênfase na do México, em 1968, e chegando ao auge na de Munique, na Alemanha, em 1972. Isso ocorreu tanto nos Estados Unidos como na antiga União Soviética e principalmente na Alemanha Oriental, conseguindo colocar o homem em outro patamar atlético.

O extraordinário avanço no campo esportivo ofereceu uma contribuição grandiosa para a medicina, que muito lentamente foi absorvendo e adquirindo uma outra forma de ver o organismo e toda a sua fantástica interação com o coração e com a circulação sanguínea.

Já na década de 1980 se podia notar, em alguns centros médicos mais avançados, esse novo enfoque no tratamento e prevenção dos males cardíacos e circulatórios. Foi um salto monumental!

Na virada da década de 1990 percebiam-se mudanças no comportamento de alguns médicos e, logo, de toda a medicina, que acolheu de vez a importância do movimento.

■ ■ ■

Em meu método, o trabalho começa de dentro para fora, com o desenvolvimento do miocárdio, nosso músculo número um. O coração é o alicerce da vida e, se é um músculo, deve ser induzido a movimentar-se. Se não for exigido pelo movimento, automaticamente vai tornar-se ineficiente. As pessoas não se dão muita conta de que possuem o coração como um músculo que precisa ser trabalhado, mas o coraçãozinho sempre espera que façam alguma coisa por ele. É como o caso do limpador de pára-brisa que nos dias de sol a gente nem se lembra que existe. Tem de chover para descobrirmos que ele não funciona ou que sua borracha não é eficiente para remover a água do vidro. O americano conhece isso de perto quando depara com a morte de pessoas que, completamente sedentárias, de repente resolveram trabalhar na remoção da neve na frente de casa sem contudo ter um coração que suportasse tal esforço.

Nunca me interessou se a ciência dividia o organismo humano em departamentos estanques e via o coração apenas como um órgão desligado do resto do corpo. Por toda a vida sustentei que o homem é um organismo único, global e deveria sempre ser visto como um todo. Defendi a ideia de que somos um conjunto formado pelos corpos físico, mental, emocional e espiritual. Por isso nunca me guiei pela ciência tradicional. Ela me servia de base, mas foi muitas vezes contrariando suas regras, fazendo analogias, seguindo a lógica e sendo simples que desenvolvi meu método.

Se o movimento for feito sem agressão ao organismo, é a redenção do homem. Fundamental, portanto, é entrar em ação, sabendo que, para isso, não existe diferença de sexo nem de idade, existe a pessoa treinada e a pessoa não treinada. Tanto faz se é homem ou mulher ou que idade tenha.

Já trabalhei com jovens de 15 ou 20 anos que possuíam organismo de 70 anos. Mas o mais incrível é trabalhar com pessoas de 70 anos e lá na frente ouvir: "Puxa, Nuno, estou muito melhor do que aos 30 anos".

A idade também não impede o desenvolvimento dos músculos, não impede a pessoa de ficar forte e desenvolver o coração. Por exemplo: em 1970, fiz um trabalho com octogenários e consegui não apenas diminuir sua frequência cardíaca de repouso [*frequência cardíaca é o número de vezes que o coração bate por minuto, e a média normal de batimentos para uma pessoa parada em pé fica entre setenta e oitenta por minuto*], que era o objetivo principal, como desenvolver a musculatura de seu corpo. Então, essa história de que depois de certa idade não dá mais para fazer o músculo reagir e se desenvolver não é correta. É um paradigma que deveria ser eliminado.

O mais incrível é que o movimento melhora a vida das pessoas em todos os aspectos. A pele rejuvenesce porque a pessoa dorme melhor, alimenta-se melhor, o sangue circula melhor, assim como melhora seu desempenho sexual. Melhoram até pessoas com muita idade, por conta da irrigação sanguínea também melhorada. Isso ainda faz diminuir a pressão arterial [*a pressão arterial diz respeito ao momento de contração do músculo cardíaco – pressão máxima (ou sistólica) – e ao momento de relaxamento desse músculo – pressão mínima (ou diastólica)*].

Ficar velho, portanto, é uma opção. Para ilustrar, dou mais um exemplo. Quando eu treinava o Ayrton e queria que ele corresse trinta voltas na pista de 400 metros, levando somente um minuto e trinta segundos por volta, o que é bem forte, pedia ajuda a um "rapaz" – que não podia ser chamado de forma diferente – para puxá-lo, porque é difícil manter esse ritmo em tantas voltas. Esse rapaz corria na baliza dois, um pouco mais à frente, e o Ayrton tinha de acompanhá-lo na baliza um. Isso foi da metade de 1988 em diante, quando Ayrton já estava trabalhando comigo havia mais de quatro anos. Só que, quando terminava a corrida, Ayrton reclamava brincando: "Ah, é muito chato correr com esse cara. Ele não respira". Correr nessa velocidade não era agressão para o "rapaz", que, apesar de ter 74 anos, não podia ser chamado de senhor. Além do que, fisicamente, ele tinha no máximo uns 35 anos de alguém bem-treinado.

Infelizmente, existe o outro lado. Certa vez coloquei na pista um jovem de 15 anos e pedi que desse uma volta na pista apenas caminhando, para dar uma aquecida, e, depois, que fizesse mais dez voltas para eu sentir como ele estava. Me deu um susto – percebi que antes de completar a primeira volta estava com a respiração muito forte e, preocupado, fui checar seus batimentos cardíacos. Tive medo de que ele tivesse um troço. Esse adolescente estava com mais de 80 anos! Então pergunto: idade é ou não é uma ficção?

■ ■ ■

A vida é movimento. E é esse movimento o responsável por beneficiar seu corpo e enriquecer seu cérebro. É muito difícil uma pessoa que faz movimento ficar deprimida – não dá para sentir-se triste com tantos hormônios de altíssima qualidade que são fabricados graças ao trabalho com o corpo.

Todos nós temos os meios e as ferramentas para trabalhar a saúde. Basta começar. A pessoa se transforma e essa transformação é tão profunda e rápida que parece que o nosso corpo está ali como que pedindo para se fazer alguma coisa por ele. Você ficará encantado por tudo que está conseguindo, mas necessita no início se impor a realização desse trabalho gostoso, leve, mas persistente e sistemático. É preciso perceber claramente que o movimento é superimportante mas tem de vir lincado com essa oportunidade suprema de perscrutar o seu interior e ser a ferramenta mais útil na busca do desenvolvimento do potencial de vida.

Se consegui resultados com todos com os quais trabalhei – atletas, executivos *workaholics*, deficientes físicos, crianças carentes, pessoas comuns ou extraordinárias –, não é porque sou mágico, mas porque mágica é a vida. Ela é fantástica e o ser humano deveria se conscientizar e desenvolver mais seu potencial.

Basta que acredite nisso.

Este é o objetivo básico do Método Nuno Cobra: levar a pessoa a resgatar sua essência de vida – as raízes do vencedor que era antes que a sociedade tirasse sua força e seu extraordinário poder. Para isso há que se perceber a importância do primeiro passo.

Pode-se começar colocando na cabeça que você tem de gostar de você. Tem de se dar importância. Achar que é tudo na vida.

Comece abrindo espaço no seu dia e se dê uma horinha para caminhar vendo as árvores, curtindo o dia, respirando gostoso.

Faça desse passeio um momento de relaxamento. Depois, tome um banho e se descubra de bem com a vida.

É importante a pessoa ter consciência de que está se dando tempo. Só então ela vai constatar que atende fulano e beltrano, tem dezenas de tarefas e obrigações, mas jamais entra em sua própria agenda. Veja, nem é preciso muito, basta meia hora para andar numa pracinha ou num condomínio. Claro que o resultado só virá com um trabalho sistemático e em sequência. Primeiro se sobe um degrauzinho. Depois se sobe outro, ainda pequenininho. E assim vai, porque tem de ser agradável. Não é para sofrer nem para despender grande esforço. Não vai ter dor, não vai ser difícil. Deve, isso sim, ser gratificante. E a cada dia vai ficando mais gostoso.

Um detalhe indispensável: nosso organismo precisa de um tempo para se predispor e se preparar para o esforço físico, assim como para qualquer outra atividade. Portanto, a preparação mental é fundamental. Já a caminho do parque ou da pracinha, mentalize o importante trabalho que vai desenvolver com o seu coração.

Caminhe pensando nos músculos das pernas e, antes mesmo de começar, imagine-se caminhando. Assim é que se prepara o organismo para receber melhor o esforço. As pessoas geralmente não fazem isso. Elas chegam e, vapt-vupt, iniciam o exercício. Então cometem erros crassos em termos de saúde, sem ter nenhuma ideia de como funciona nosso organismo. Todas as células do corpo têm uma espécie de memória. Bem preparado, o organismo tem condições de perfazer uma reorganização fisiológica interna de mais qualidade e assimilar melhor as transformações advindas do trabalho físico.

Ao começar o movimento, faça sempre os alongamentos. Em seguida, nunca parta em ritmo acelerado. Mesmo que você corra ou dê uma caminhada rápida, deve andar devagar pelo menos três minutos no início. E depois que terminar a atividade física, obrigatoriamente, deve caminhar alguns minutos para fazer com que o sangue, que está abundantemente circulando na corrente sanguínea, volte para os órgãos de depósito. Isso porque, quanto mais rigoroso o exercício, mais utilizamos nossa capacidade sanguínea. Já sem atividade física, permanece na corrente circulatória apenas o sangue necessário para a manutenção da vida.

Quando se faz um trabalho cardiovascular, o baço e o fígado são acionados para colocar na corrente circulatória uma quantidade maior de sangue que levará as preciosas moléculas de oxigênio aos músculos antes em repouso. Por isso, há necessidade de realizar o movimento em locais dotados de árvores e não em avenidas. A hemoglobina presente nos glóbulos vermelhos do sangue – e que funciona como um vagãozinho que vai ao pulmão pegar o oxigênio e levá-lo ao coração para ser bombeado e chegar a todos os departamentos do corpo – carrega o gás que estiver disponível nos pulmões, seja o oxigênio das árvores seja o monóxido de carbono tão terrível dos automóveis.

Ao terminar a atividade, não se deve, em hipótese nenhuma, sentar-se. Caminhe, porque, além de ser necessário para estabilizar a circulação, baixar a frequência cardíaca, retomar a pressão arterial de antes do treinamento, é importante para que o ácido láctico seja eliminado e não provoque dores musculares. Sem esquecer, é óbvio, de novamente proceder aos alongamentos que, agora com os músculos aquecidos, podem atuar neles mais facilmente, desenvolvendo-lhes a elasticidade.

Como se trata de um programa de saúde, qualquer hora é boa para a atividade cardiovascular, embora o momento do dia mais indicado seja pela manhã, já que a finalidade desse trabalho é abastecer o organismo de energia. No caso de treinamento de atletas, a melhor hora para uma boa performance e segurança cardiovascular é quatro horas depois de acordar. Na volta para casa após os alongamentos, relaxado, você vai sentir-se com muito mais disposição para enfrentar o dia. O importante é não estar nessa atividade com o estômago cheio, evitar o sol escaldante ou o trabalho cardiovascular tarde da noite, quando se deve estar induzindo o organismo para desligar e não para ficar ligado com tanta energia.

■ ■ ■

No verão deve-se tomar cuidado especial, pois o calor modifica totalmente a máquina humana. Alguns detalhes fazem toda a diferença. Deve-se usar proteção solar maior que a de costume, já que se vive num país tropical. Que as vestimentas sejam leves, de cores claras e soltas, deixando a maior parte do corpo descoberta para haver a necessária evaporação da umidade da pele devido ao calor. Usar bonés e evitar correr nas praias com terreno inclinado – os calçadões são mais indicados. Sempre usar um par de tênis macios. Alimentar-se de muitas frutas e beber muita água. Evitar ao máximo alimentos pesados com muitos molhos.

O movimento deve ser realizado com bom senso no verão. Devido à alta temperatura, surge uma necessidade enorme para o organismo de dissipar o calor interno que se forma no trabalho com o corpo. O calor que se vai estabelecendo no interior das grandes cavidades – craniana, torácica e abdominal – quando se realiza o movimento tem de ser trazido para a superfície da pele e assim dissipado na atmosfera. Junto à pele, o sangue é resfriado pelo suor que evapora em contato com o ar atmosférico. Esse sangue, agora menos quente, vai novamente ser levado ao interior do organismo para captar o calor e conduzi-lo à superfície. Assim funciona o organismo para manter a temperatura interna. Nos momentos de calor excessivo, todo o organismo se volta para a tarefa de sobrevivência. Nada tem preferência, uma vez que a temperatura precisa ser mantida a qualquer custo; portanto, esse não é o momento de realizar um trabalho cardiovascular. Caso se realize, pode-se colocar o organismo em polvorosa, provocando-lhe um impressionante desgaste.

O grande problema é que quem cuida desse transporte de calor é o mesmo sangue que deveria estar conduzindo os nutrientes para os músculos trabalharem. Como a dissipação do calor interno é prioridade, resta menos sangue para o transporte aos músculos, e então a frequência cardíaca aumenta muito. Esse é um aviso que deve ser levado a sério.

Como o calor só é dissipado com a evaporação do suor na superfície da pele, não se deve enxugar o suor durante o trabalho físico. Se for removido o suor, o organismo terá de providenciar outro, outro e mais outro e o sangue acaba não se resfriando. Pode-se ter insolação e/ou desidratação, uma vez que, por mais que o organismo mande trabalhar os menininhos da transpiração, o suor não consegue fazer a fundamental tarefa de evaporar em contato com o ar. Portanto, o que abaixa a temperatura não é o suor, mas sua evaporação. Justamente por isso, deve-se ficar atento à umidade do ar, porque, quando ela está muito alta, dificulta a evaporação do suor, comprometendo a manutenção da temperatura interna.

■ ■ ■

Noto frequentemente nas grandes academias americanas ou mesmo nas brasileiras que as pessoas quase sempre estão lendo livros ou jornais ou até assistindo à tevê enquanto se exercitam na esteira ou na bicicleta ergométrica. Não acredito que o benefício seja igual. Há o benefício físico, porque é um mecanismo fisiológico, mas não há nenhum ganho extra.

Todo trabalho feito fora do contexto do corpo não tem valor mental, emocional ou espiritual. O ponto alto do movimento é a pessoa viver o momento, a integração com seu corpo, o não pensar em nada. Esse é o grande diferencial.

Nós já passamos da fase do massacre ao corpo, como foi feito na década de 1980, quando surgiram as primeiras academias que colocaram em prática a ideia da "malhação".

Quando eu era criança malhava-se o Judas no sábado de aleluia. Fazia-se um boneco com roupas velhas e enchimento de jornal amassado, amarrava-se o boneco no poste e batia-se no boneco pra valer. Aliás, não podiam ter dado melhor nome ao que muitas pessoas fazem hoje com o corpo. Na ânsia de um exterior bem esculpido e de uma geografia bem delineada, faz-se qualquer negócio. Mas o corpo não foi feito para ser malhado; foi feito para ser tratado com carinho, com cuidado, com muita atenção.

Portanto, cuidado com esse termo, porque muitas vezes as pessoas estão realmente malhando seu corpo, fazendo um esforço que vai além de suas possibilidades, ultrapassando seus limites, conquistando lesões e envelhecendo prematuramente.

Malhar é fazer uma atividade física agressiva ou caminhar ou correr totalmente em débito de oxigênio. Esse processo de desequilíbrio acontece quando o trabalho físico ficou muito forte e o coração não dá mais conta da necessidade de oxigênio exigida pelo organismo. A pessoa começa a ter de respirar cada vez mais forte, porque a demanda de oxigênio não está sendo suficiente: ela gasta mais oxigênio que o que está entrando no seu organismo.

Aliás, existe uma ginástica, chamada "aeróbica" (seja dançando, seja com *steps* ou qualquer outro tipo), em que a pessoa começa a aula acompanhando um instrutor fisicamente bem preparado. Seu organismo é exigido para fazer um trabalho que pode não o estar alimentando de oxigênio no mesmo nível em que se está gastando. Portanto, essa pessoa estará num processo anaeróbico, apesar de a ginástica se chamar aeróbica. E isso não é bom para o coração, que pede desenvolvimento antes de qualquer tipo de trabalho intenso.

Quero deixar claro o seguinte: correr não faz mal, caminhar não faz mal. Correr não faz bem, caminhar não faz bem. O ideal é cada qual em seu momento adequado. É necessário apenas reconhecer o momento cardiovascular de cada pessoa. O que fará bem ou mal será a maneira como se vai usar o movimento para compor a saúde. É evidente que a pessoa sedentária deve iniciar a prática da atividade física com um passeio. Não é nem com uma caminhada.

Não existe uma fórmula que se possa passar e que atinja todas as pessoas, porque cada organismo é muito particular e tem uma resposta ao movimento bastante específica. O que pode ser fraco demais para uma pessoa pode ser muito agressivo para outra em termos de organismo e não somente em termos de a própria pessoa achar que o trabalho é fraco ou agressivo. Há que se descobrir seu momento cardiovascular e então trabalhar no desenvolvimento dele.

Mas qualquer pessoa, em qualquer idade e em qualquer momento, pode – e deve – iniciar um trabalho cardiovascular.

Tomando como exemplo uma pessoa que nunca tenha feito movimento ou que está parada há muito tempo, ou ainda uma pessoa obesa, eu diria: "Comece com um passeio, como se estivesse num *shopping*, só que sem parar para ver as lojas". Esse passeio é o pré-requisito essencial para uma prática saudável da caminhada e posteriormente da corrida. O termômetro será a respiração. Além do que, já se começa a preparar músculos, ligamentos, tendões e articulações para a futura corrida. Tem-se de começar bem devagar para ir muito longe.

Quando alguém começa a desenvolver o coração pela prática do movimento em equilíbrio de oxigênio, sente que sua respiração fica tranquila durante a caminhada ou a corrida, apesar de ter aumentado a performance. É uma equação assim: a eficiência faz com que você caminhe ou corra mais depressa tendo uma respiração mais lenta. Por quê? Porque, a cada bombeada do coração, a ejeção sistólica manda esse sangue de maneira cada vez mais fácil – a circulação já está com o calibre maior – para oxigenar todas as células do cérebro, do coração, do fígado, dos rins, dos músculos, etc. Há uma interação dos órgãos com o córtex cerebral, que comanda o funcionamento do organismo, e o córtex mandará, conforme a necessidade, que o coração bata mais ou menos vezes por minuto e que o pulmão aumente ou diminua o ritmo da respiração.

Se a pessoa é sedentária, tem o coração atrofiado e a circulação sanguínea constrita, é óbvio que esse coração vai ter de bater muito mais. Além de bater mais, vai ter de bater com muita força. Essa pessoa poderá ter a pressão arterial aumentada.

Pondo o pé na estrada, desenvolvendo o músculo cardíaco, aumentando o diâmetro dos vasos sanguíneos, diminui-se a pressão arterial. Por isso, não espere chegar a hipertensão. É fácil evitá-la ou até controlá-la. Você só precisa do movimento adequado.

Cada organismo tem um tempo de reação, um tempo de resposta e a pessoa precisará esperar por ela. A mudança do estágio de passeio para caminhada, por exemplo, se dará pela respiração. Há que se lembrar que a respiração é o porta-voz do coração.

O passeio é recomendado para todas as pessoas, mesmo as sedentárias, obesas, hipertensas, safenadas... Quem não pode dar um passeio? Isso é muito útil para todo o organismo. Mas, mesmo para essas pessoas, esse é apenas o começo, porque elas certamente resolverão seus problemas, tornando-se verdadeiras atletas, como consegui com centenas delas.

As pessoas deveriam sair de casa para dar um passeio numa pracinha arborizada perto de casa. É uma oportunidade imperdível de ficar numa pracinha com você mesmo, vendo um instante de sua vida caminhar à sua frente e a beleza da natureza rodear o caminho. Você poderá ver pássaros ou simplesmente deter-se na observação descomprometida da paisagem das casas, das pessoas, enfim, da vida que agradavelmente lhe acaricia a face.

■ ■ ■

É muito engraçado quando atendo as pessoas pela primeira vez e elas me perguntam: "Mas até quando eu vou ter de fazer atividade física?". Para ser didático, respondo perguntando: "Até quando você vai ter de se alimentar?". E continuamos: "Você tomou café da manhã?" – "Tomei!" – "Almoçou?" – "Almocei!" – "Depois comeu um lanchinho?" – "Comi." – "Mas aposto que à noite você vai ter fome novamente e vai jantar." – "É claro que vou jantar!" – "E amanhã vai fazer isso tudo de novo e todos os outros dias da sua vida." – "Lógico!".

Então eu pergunto: isso não incomoda as pessoas? Ter de comer todos os dias e várias vezes ao dia não incomoda? E por que ter de realizar o movimento do qual o organismo humano depende da mesma maneira que da alimentação incomoda tanto? Assim como a alimentação ou o sono, o movimento não pode ser armazenado. Tem de estar presente no dia a dia das pessoas. É como ir montando uma grossa lista telefônica, folhinha por folhinha. A cada atividade cardiovascular você deposita uma folhinha sobre a outra. Com o desenvolvimento do coração e a sequência do trabalho vai-se juntando um batalhão de folhinhas que, como a lista telefônica, fica muito difícil rasgar ao meio de uma só vez – fica consistente. Porém, se por algum motivo as falhas começam a acontecer, cada falha implica uma ventania que leva embora algumas folhinhas. Claro que somente algumas de cada vez, o que não faria tanto mal – afinal, essas folhinhas podem ser repostas. O problema é quando as falhas vão aumentando e vão se tornando mais frequentes até restarem poucas folhinhas. Fica fácil rasgá-las de uma só vez, porque perderam a consistência. Portanto, há que se estar indefinidamente trabalhando no empilhamento dessas folhinhas.

Então deve-se começar com uma caminhada leve e ir subindo degrauzinho por degrauzinho, até chegar a outro patamar de desenvolvimento. Nesse novo patamar já se pode contemplar a primeira conquista. O parâmetro para se saber se está bem em qualquer patamar é um teste muito simples: durante a atividade física, depois de inspirar, vá soltando o ar enquanto tenta dizer pausadamente e sem nenhuma interrupção: "Eu moro para lá de Paranapiacaba". Se não conseguir dizer isso com uma única tomada de ar, é sinal de que o trabalho está forte para o seu organismo.

Se estiver correndo, diminua o ritmo; se estiver caminhando forte, caminhe mais devagar; se estiver caminhando devagar, caminhe ainda mais devagar. Então teste novamente. Não tenha pressa para mudar de patamar. Quando sentir que a caminhada está fácil demais, tente novamente falar devagar e sem esforço, enquanto solta a respiração: "Eu moro para lá de Paranapiacaba". Se conseguir falar três vezes seguidas, sem ficar ofegante, você está absolutamente em estado de equilíbrio.

Conforme eu já disse, estar em equilíbrio de oxigênio é ter a quantidade de oxigênio que você inspira durante a caminhada ou a corrida suficiente para o organismo cumprir todas as suas funções vitais além do próprio movimento. É um trabalho positivo, harmonioso, sem riscos. É o trabalho de que o coração gosta, pelo qual reage e se transforma.

Se durante o teste a pessoa disser: "Eu moro para lá de Parana (inspira!) piacaba", significa que já não tinha oxigênio suficiente para todas as células de trabalho. Mas se disser: "Eu moro (inspira!) para lá (inspira!) de Parana (inspira!) piacaba (inspira!)", pode parar o mais depressa possível, porque está tudo errado. Se a pessoa está com a respiração muito rápida, significa que já entrou num processo de déficit de oxigênio.

■ ■ ■

Hoje temos a tecnologia a nosso favor, com monitores cardíacos capazes de mostrar em tempo real a frequência cardíaca de treinamento, o que facilita o controle da frequência proposta para o desenvolvimento cardiovascular de cada pessoa. O monitor facilitou em muito o trabalho, mas você não depende desse dispositivo para começar a mudança em sua vida. Mas esteja sempre testando a respiração: "Eu moro para lá de Paranapiacaba".

O ritmo de trabalho das pernas é dado pela capacidade de as células da musculatura que está trabalhando absorverem o oxigênio que é levado pela circulação sanguínea à custa do bombeamento do coração. A voz do coração é a respiração. Quando ela ficar ofegante é sinal de que o coração pede para parar o trabalho ou diminuir o ritmo. Ele fala pela respiração.

Com o passar do tempo o coração e a circulação vão se desenvolvendo e por mais que a caminhada seja cada vez mais rápida não atinge a frequência cardíaca ideal de trabalho para aquela pessoa, deixando de ser um estímulo ao desenvolvimento cardiovascular e passando a ser até uma agressão à coluna vertebral, que pode sofrer com torções exageradas do quadril. Essa sequência de torções pode causar problemas na altura da região lombar, na articulação sacrococcigiana com a quinta vértebra lombar.

Você já deve ter observado alguma pessoa que caminha exageradamente depressa e ter verificado uma alavanca estranha de trabalho que torce muito o corpo, embora sem grande esforço para o coração que já pede um ritmo maior. Quando caminhar não eleva mais a frequência cardíaca ao mínimo necessário, a pessoa deve começar a correr. O progresso é o resultado da eficiência cardiovascular e não porque a pessoa é mais esforçada. O coração reagiu e se transformou.

Esse é o momento de passar a desenvolver o que chamo de *corrida intermediária*. É uma corrida muito leve e mais lenta que a caminhada rápida, mas, por mais leve que seja, envolve outros músculos numa nova biomecânica que não trabalhavam na caminhada – por isso o organismo necessitará de mais oxigênio. Nesse momento, correr passa a ser saudável porque brota. Porque flui. Porque se faz necessário.

Chamo de intermediária porque é uma corrida que, embora não seja ainda uma corrida, já não é mais uma caminhada. É uma caminhada com biomecânica de corrida.

Se, quando você estiver realizando a corrida intermediária, as pessoas ficarem em dúvida se caminha ou corre é porque você está fazendo o movimento exato. No entanto, procure deixar os músculos superiores bem soltos e relaxados. E concentre-se para que o movimento seja o mais horizontal possível, sem estar saltitando o tempo todo para que lá na frente se possa desenvolver uma corrida com o menor impacto possível.

Emocionalmente, é o momento mais difícil do trabalho, porque, por ser uma corrida lenta, qualquer outro que caminhe pode passar por você e algumas pessoas não admitem essa "ultrapassagem", principalmente se for por um velhinho de cabelos branquinhos que passa correndo bem mais rápido. Só que você não perguntou há quanto tempo na vida ele corre... Nem tem como enxergar seu coração desenvolvido por anos de trabalho físico. A falta de desenvolvimento do corpo emocional é que faz a pessoa avançar o sinal com um trabalho mais forte do que suas possibilidades. Portanto, o importante é dar-se o direito de realizar com seu corpo o que é melhor para você. E, acima de tudo, estar realizando um trabalho correto, ou seja, uma atividade realmente em equilíbrio de oxigênio. Mesmo que para isso outras pessoas achem engraçado correr tão devagar. Além do mais, você já vai treinando uma boa postura para quando estiver correndo mais depressa. Devagar você consegue mais facilmente treinar o ato de "encaixar" o quadril para proteger a coluna no futuro – para isso faça um movimento de báscula da bacia para a frente com uma leve contração dos músculos glúteos e abdominais. Caminhar ou correr com a bacia encaixada é importante para proteger a coluna. Aliás, habitue-se a isso sempre que estiver em pé.

Quando desenvolve um trabalho cardiovascular, a pessoa melhora todos os seus patamares de saúde. Não tem mais o coração frágil que não conseguia bombear oxigênio suficiente a cada lance de escada, nem uma circulação ineficiente incapaz de suprir seu organismo com a energia necessária. Já pode ser considerada uma outra pessoa. Principalmente porque o movimento atinge a pessoa como um todo nos aspectos mental, fisiológico, filosófico e social. Mas é necessário estar sempre progredindo. Não se justifica que, cumprida a etapa da caminhada leve, média e forte, a pessoa continue só caminhando. Vai chegar uma hora em que se atinge uma evolução tão grande no processo cardiovascular que a caminhada, só, já não basta.

Muitas pessoas não gostam de correr porque sofreram nas primeiras tentativas, partindo de um ritmo acelerado. Antes de atingir esse ritmo é preciso subir um pequeno degrau para facilitar e a pessoa não se sentir mal correndo. Portanto, minha intenção ao criar a corrida intermediária foi justamente facilitar a subida desse degrau que existe entre a caminhada e a corrida.

Deve-se começar o processo de corrida dessa maneira mais lenta porque o coraçãozinho vem se desenvolvendo de maneira metódica e não deve dar um salto. Também é o momento de reprogramar músculos, tendões e articulações para a nova biomecânica. E dessa maneira, quando você estiver correndo mais solto e mais rapidamente, perceberá que o ato de correr foi conquistado por meio do desenvolvimento do corpo e não por aquela coisa de correr como um maluco, típica das pessoas que resolvem correr e saem em disparada sem nenhum preparo. É claro que essas pessoas vão odiar a corrida. É mais ou menos como quando você era criança e na escola o professor mandava: "Corre ou vai tomar zero, corre, corre, corre". Ou em outras situações muito comuns em que a penalidade para alguma coisa era algo como fazer flexões ou correr tantas voltas em torno de tal lugar... Por isso a maioria das pessoas tem essa imagem tão negativa da corrida.

Corrida não é castigo, corrida é prazer. Por exemplo, numa corrida intermediária, você gasta mais oxigênio do que numa caminhada rápida e bem menos que numa corrida normal. Então é uma passagem menos agressiva. Mas é preciso ter autoconfiança para não ficar com vergonha das outras pessoas. Porque correr tão devagar dá a impressão de ineficiência, quando na verdade se está em eficiência máxima, pois o esforço está ajustado exatamente à capacidade de oxigenação. Tem-se de pensar que aquilo é um progresso incrível, porque é a adaptação de uma nova musculatura. A própria corrida intermediária tem de ser feita muito devagar, para consumir apenas um pouco a mais da quantidade de oxigênio que se consumia com a caminhada rápida. Da corrida intermediária, a pessoa passa para uma corrida superleve; depois, para uma corrida leve; em seguida, vai para uma corrida moderada e então, finalmente, pode começar a fazer uma corrida solta, gostosa, livre. Até o dia em que poderá correr rápido. E sempre com a frequência cardíaca que mostre que está completamente em equilíbrio de oxigênio.

A frequência cardíaca deve ser sempre baixa. A pessoa não pode querer mais resultado em sua corrida ou caminhada aumentando a frequência cardíaca. Deve-se entender que correr não é algo que se deseje fazer e sim algo que se é capaz de fazer. A corrida deve fluir naturalmente num determinado momento, é algo que acontece como fruto de todo um correto trabalho anterior. A corrida vem como um ajuste natural e necessário ao treinamento. É um reaperto agradável no parafuso do esforço para que este seja sempre adequado.

A evolução do treinamento é justamente a possibilidade de realizar um trabalho mais exigente sempre com a mesma frequência cardíaca. Sua evolução deve ser medida pela melhoria da eficiência do coração e não artificialmente pelo aumento da frequência cardíaca.

A lógica que ocorre no primeiro momento é: "Se estou caminhando ou correndo tão devagar, vou aumentar minha frequência cardíaca e só assim vou melhorar meu rendimento correndo ou caminhando mais rápido". Felizmente esse não é o caminho. Aliás, é por isso que todo mundo detesta trabalhar o seu corpo físico. Essa forma de trabalho é o que chamo de *desenvolvimento vertical* do coração. A melhoria em termos de adquirir mais velocidade simplesmente pelo aumento de sua frequência cardíaca é ansiedade ou necessidade de performance esportiva, ou ainda um imediatismo próprio de um baixo desenvolvimento do corpo emocional.

O caminho correto para adquirir melhor rendimento em termos de saúde deve vir com um trabalho de desenvolvimento do coração que possibilita a sustentação contínua de oxigênio sem o aumento da frequência cardíaca. O coração já começa a enviar mais sangue em cada ejeção sistólica possibilitando maior velocidade durante o movimento, porém sem agressão.

Esse trabalho em equilíbrio de oxigênio, com frequência cardíaca baixa e suportável, sempre realizada numa boa, sem sacrifício, em que se vai aumentando a performance, é que chamo de *desenvolvimento horizontal*. Ele forma o precioso lastro em que vai se assentar todo o resto. Tem-se de fazer mais distância com o mesmo tempo – ou até menos tempo – e a mesma frequência cardíaca.

Quanto ao tempo exato de se ficar em cada etapa vai depender do tempo que a pessoa dedicar ao trabalho físico. Alguém que fez o trabalho durante cinco dias na semana passará mais depressa por esses patamares, porque os degrauzinhos serão escalados com mais rapidez. Se optar por dedicar três dias da semana ao trabalho físico, fará a transição mais devagar. O razoável é fazer dois dias de trabalho por um de descanso. Sem nunca esquecer que o termômetro é a frequência cardíaca denunciada pela respiração. Para as pessoas com o organismo já desenvolvido, o máximo recomendável são seis dias seguidos de trabalho cardiovascular. Não se deve correr todos os dias, indefinidamente. É no repouso que se consubstanciam os lucros cardiovasculares, além de se evitarem lesões a médio e a longo prazo.

O movimento realizado somente no final de semana não faz mal, desde que se observe com rigor o imprescindível equilíbrio de oxigênio para que não seja de risco. Não é o ideal, mas já se pode ter um lucrinho... O melhor seria arranjar mais um dia no meio da semana. Com três dias começa a ficar interessante.

■ ■ ■

Quando falo em trabalho com frequência cardíaca sempre baixa, posso ser criticado pelos especialistas em esportes ou em condicionamento físico, mas em princípio não trabalho somente com condicionamento físico e sim com saúde. Uma pessoa pode ter excelente condicionamento físico e não ter saúde. Em meu método, o condicionamento vem por acréscimo.

A ideia é ir empurrando os próprios limites sem nunca ultrapassá-los. O movimento, nessa proposta, é sempre agradável. Visa-se a saúde. Lembre-se: caminhar não faz mal, correr não faz mal, desde que a atividade venha no momento em que o coração, a circulação sanguínea e os pulmões estejam abastecendo todas as células com tanta eficiência que o trabalho não exija esforço.

Então, correr não é uma coisa que se ponha na cabeça de uma hora para outra. Um dia você se vê correndo, não porque queira correr, mas porque aconteceu. Vai correr, mas não vai cansar, porque aquela corrida não é um esforço violento para o corpo graças à circunstância de que o organismo evoluiu, respondeu, reagiu, cresceu e se desenvolveu – então está pronto. Nessa altura você pode correr que não lhe fará mal nenhum.

O fato de se conseguir um extraordinário desenvolvimento do aparelho cardiovascular não significa que se deva explorá-lo em seus limites. Quanto mais se aumenta o trabalho em intensidade, mais oxigênio tem-se de utilizar. E o oxigênio que nos dá a vida é também um elemento que provoca a oxidação no organismo, por isso tem de ser usado com critério. Não há sentido em se utilizar muito oxigênio num trabalho forte apenas para satisfazer o desejo. Isso provoca um envelhecimento precoce.

O movimento não é uma coisa de desejo. É como a alimentação: algo que tem de ser feito. Por isso é uma importante ferramenta no desenvolvimento do corpo emocional. Porque obriga a realizar não o que se gosta, mas o que se deve fazer. É claro que depois se fica apaixonado pelos progressos, mas há que se impor no início. A dopamina vai habituá-lo a realizar essa magnífica oportunidade de levar a vida a um grau muito acima do sedentarismo e ainda ter prazer. Mas, depois de alcançar esse ponto ideal na condição física, não há necessidade de realizar movimento tão forte ou em demasia. Portanto, ao elevar os níveis de saúde a patamares admiráveis, deve-se apenas fazer o importante trabalho de manutenção. Esse já é suficiente para dar a sensação de bem-estar produzido pelas endorfinas. Por isso não há necessidade de correr sempre uma hora por dia. Em torno de trinta minutos, quatro a cinco vezes por semana, é suficiente. Depois de ter desenvolvido o aparelho cardiovascular, deve-se correr pouco tempo, com frequência cardíaca baixa, num trabalho muito agradável – pelo resto da vida.

O movimento é ainda mais importante no que eu chamo de terceira juventude. Nessa época tão engrandecedora da vida, o movimento, além de rejuvenescer fisicamente as pessoas, torna-se o alimento primordial de seus neurônios. Revitaliza-os de forma direta pelo aumento da circulação sanguínea no cérebro e, de forma indireta, pela atividade vigorosa, controlando os movimentos dessa formidável cadeia interneural e fazendo os neurônios trabalhar mais e melhor, desenvolvendo-os. Não podemos esquecer que todo pensamento é movimento em potência e todo movimento é pensamento em ação; assim, sempre que nos propusermos a desenvolver algo com nosso corpo, em qualquer movimento que realizarmos estaremos privilegiando o desenvolvimento do cérebro – tornando-o mais hábil pela mecânica do movimento e mais lúcido pela fisiologia do movimento.

■ ■ ■

O movimento funciona como uma espécie de cutucão que o organismo recebe para trabalhar melhor. Essa cutucada o faz reagir, levando-o à transformação e ao desenvolvimento.

Fisiologicamente, o movimento provoca algo que é chamado de "estrago" por especialistas. Por que estrago? Sempre que alguém faz uma caminhada, por exemplo, tem um gasto de energia e provoca uma agressão ao organismo. Esse "estrago" causa, pela lei da ação e reação, uma resposta orgânica. Imagine que o organismo esteja lá tranquilo no seu processo natural de equilíbrio, vem o esforço e o desequilibra. O corpo, na busca do equilíbrio perdido, funciona a todo vapor, estabelecendo uma série de adaptações que provocam uma sequência de transformações orgânicas, denominada supercompensação. A pessoa vai então ao nível em que estava inicialmente, mas com um pequeno progresso. Fazendo novamente o exercício, tem-se outro estrago para provocar a supercompensação e ter mais avanço. O que vai acontecer? Lá na frente, depois de vários "estragos" e da supercompensação, a pessoa alcançará um nível superior de condição física. Mas, se a palavra para definir o desgaste físico é estrago, é porque realmente ocorre uma violência contra o organismo. Só que é justamente o estrago que força a reação orgânica para a transformação física, propiciando à pessoa atingir um nível superior ao que estava antes.

Por meio desses desequilíbrios contínuos e pela lei da supercompensação a pessoa vai cada vez mais empurrando seus limites. Mas, se a própria fisiologia resolveu chamar esse fenômeno de estrago, já se pode ter ideia do perigo que é realizá-lo de qualquer maneira. Se a intensidade do exercício for muito pouca, resulta tão somente em perda de tempo. É como a pessoa que caminha já há muito tempo e nunca sai disso. Se o movimento não for suficiente para provocar o "estrago", não haverá a supercompensação e ela não terá progressos em seu desenvolvimento orgânico. Se, por outro lado, colocar muita intensidade em sua atividade física, maior do que a intensidade que o organismo deve receber, o estrago será maior do que a supercompensação poderá recuperar, provocando um estrago de fato na saúde. Estará então perdendo e não ganhando energia.

Quando você vir alguém caminhando ou correndo esbaforido, realizando um trabalho acima de suas possibilidades e portanto fora de sua condição cardiovascular, isso significa "malhação", o que aliás é incoerência, um desrespeito com o que temos de mais sagrado, que é nosso corpo. Além do que, muitas vezes faz-se a atividade física com alta intensidade visando apenas o emagrecimento, mas se o organismo trabalha em débito de oxigênio não vai ter oxigênio suficiente para participar das reações de queima da gordura e por isso o organismo usará outras fontes energéticas, como carboidratos ou mesmo as proteínas nobres e não as reservas de gorduras do corpo. É a razão pela qual tantas pessoas correm, correm, correm mas não emagrecem...

Vale lembrar que a dor é amiga e é um alerta de que alguma coisa está errada. É a maneira que o corpo encontra de dizer que o trabalho está sendo prejudicial e deve ser interrompido imediatamente para que se possa efetuar uma revisão. O clássico *no pain, no gain* não tem sentido. Não há necessidade de sofrimento no trabalho com o corpo. Quando se ouve dizer que fulano corre 10, 20 quilômetros, pode-se achar que esse esforço está sendo fruto de um terrível sofrimento. Seria um raciocínio lógico, que nos levaria a concluir que, então, sofrer é necessário para se fazer um trabalho assim tão forte. Mas é um engano. Temos de compreender que tal desempenho é fruto de uma longa, demorada e engrandecedora escalada de conquistas. Suavemente o aparelho cardiovascular dessa pessoa foi-se adaptando e se desenvolvendo. Passou-se muito tempo até ela chegar ali. E deve-se chegar sem nenhum sofrimento. Por isso meu enfoque é sempre baseado em desenvolver um programa de saúde. Pude mostrar muitas vezes aos meus pupilos, no Centro Olímpico de Treinamento em São Paulo, pessoas correndo forte e outras apenas caminhando médio. As que corriam, apesar de forte, acusavam pela respiração um perfeito trabalho em equilíbrio de oxigênio; as que caminhavam não muito forte apresentavam, pela respiração ofegante, um trabalho com débito de oxigênio. Portanto, não é o que a pessoa está fazendo que mostra o que é correto para ela, mas o que isso representa para o seu organismo. O que a pessoa realiza e sua velocidade é muito particular como um flagrante das condições cardiovasculares que tem.

Além da caminhada e da corrida, há outros tipos de trabalho cardiovascular, como bicicleta e natação. O que ocorre é que, além de a caminhada e a corrida serem o mais antigo movimento que o homem faz sobre a Terra e, portanto, o mais natural, pode-se desenvolver esse tipo de atividade onde quer que se esteja. Andar de bicicleta é ótimo, mas no Brasil ainda não há respeito por parte dos motoristas. Não existe essa cultura de respeito no trânsito, por isso é perigoso demais. Há necessidade de encontrar um local adequado com segurança e que seja plano, o que não é fácil em muitas cidades do país. Sem contar que a bicicleta, quando se está numa subida, provoca um desequilíbrio cardiovascular e, na descida, pode não surtir efeito. Portanto, são poucos os momentos em que a pessoa pode pedalar tendo realmente benefícios. Nadar também é uma prática excelente, mas requer uma piscina e em muitos casos isso não é assim tão fácil.

■ ■ ■

O esporte é o meio mais dinâmico e concreto para desenvolver as pessoas e elevar seus níveis de saúde. Ensina a pessoa a se conhecer melhor, a respeitar o semelhante, a aceitar e explorar ao máximo suas possibilidades. Nele se possuem todos os elementos necessários para o perfeito funcionamento de uma sociedade participante e organizada. Ali, na luta constante da busca da melhor performance, o jovem vai construindo sua personalidade e moldando seu caráter de combativo e insistente lutador, preparando-se para a vida futura que o aguarda ansiosa. Por isso o professor de educação física deveria ser muito mais valorizado no currículo das escolas, já que tem essa incrível ferramenta nas mãos para educar e ser um verdadeiro profissional da saúde.

O esporte é uma verdadeira aula prática de sociedade em que a pessoa aprende a interagir com o grupo e o meio de forma positiva e altamente construtiva. Vale muito mais esse natural e simples processo de construção social do que mil aulas teóricas sobre a importância de respeitar os semelhantes, de interagir harmonicamente com eles, entendendo a importância do trabalho em equipe. Percebemos hoje uma inédita e descomunal violência nas ruas praticada por crianças e jovens impotentes diante das drogas, que se prostram perante a vida. O esporte é o meio natural, claro e fulminante para fazer com que essas tristes criaturas retornem ao cerne de sua existência. Mais que isso: ajuda a evitar que jovens se lancem nesse caminho desesperado, propiciando uma sociedade organizada e produtiva.

Não falo aqui desse esporte agressivo de extrema competição em que não está em pauta o que se pode fazer para o jovem, mas o que o jovem pode dar ao esporte, invertendo seus objetivos altamente educacionais e de saúde. Esse esporte no qual o homem se transforma em máquina e no qual o fim justifica os meios às vezes até escusos, com o propósito de buscar tão somente a vitória a qualquer preço, não merecia ter esse nome. Ele macula um conceito desenvolvido ao longo dos tempos.

Não podemos mais dizer que esporte é saúde. O lema não é mais competir para colher de sua saudável prática os benefícios concretos para o corpo e para o espírito, para as emoções e para a mente, mas vencer de qualquer forma, mesmo que à custa da própria saúde. Precisamos estar atentos, porque o esporte como meio é o elemento mais indicado para revigorar a saúde das pessoas. Como fim, é o mais deplorável para a sua destruição. Sua prática deve vir acompanhada de discernimento e equilíbrio, fazendo dele um formidável recurso de conservação da saúde. Por ser tão estimulante, deve-se estar vigilante para não ultrapassar os limites físicos.

Temos de entender que existem leis matemáticas que regulam o corpo e necessitam ser obedecidas para evitar profundos males ao organismo. Prego o trabalho com o corpo, mas não o seu massacre como se vê hoje em todo canto. Não sou inflexível! Apoio até realizar uma maratona. O efeito mental, emocional e até espiritual é extraordinário, além do que ela pode ser realizada sem nenhum ônus para a saúde. Participar de maratona com uma frequência cardíaca gostosa, leve, como quando você corre apenas por prazer sem visar tempo, tem um valor espiritual indescritível. É verdadeiramente maravilhoso. Preparando-se adequadamente para isso, não faz nenhum mal à sua saúde. Maratona é para a pessoa correr numa boa e receber os efeitos altamente engrandecedores de seu espírito. Não se corre maratona visando apenas o corpo.

É realmente dignificante uma pessoa correr 42 quilômetros e 195 metros... Mas sair correndo como um louco, convivendo com a dor e se forçando a aguentá-la além de seus limites, na perseguição de melhor tempo, é um despropósito com o organismo que às vezes tem de fazer esforço hercúleo para suportar. O homem não foi feito para isso!

Passar do próprio limite cardiovascular é perigoso, mas o organismo faz milagres e pode suportar. Porém, podem ficar lesões nas articulações, ligamentos ou tendões que tiram justamente esse prazer que você tanto aprecia. Então, que se tenha bom senso e sabedoria. A virtude não está nas extremidades. Há pessoas que nunca fizeram nada e, quando vão fazer, querem fazer demais. Nosso corpo não foi feito para isso.

Em meu método de trabalho, a altíssima performance esportiva é puxada pelo altíssimo nível de saúde. A performance tem sempre de depender da saúde. Essa é a fórmula correta. Buscar a performance a qualquer custo pode levar a um extraordinário preparo físico, sem todavia alcançar um bom nível de saúde.

Portanto, muito cuidado com a sua própria preparação. Busque o equilíbrio e nunca se esqueça de que o uso de medicamentos para alta performance ou desenvolvimento do corpo é perigoso. Alguns medicamentos imediatamente, outros mais demoradamente, chega um dia em que seu organismo terá de pagar a conta desse desrespeito. Fique forte, fique bonito, fique saudável. Faça esporte, faça muito, faça tudo. Você pode escolher, é seu direito, não depende de ninguém, mas pense sempre que você é a pessoa mais importante da sua vida e merece o direito supremo de não se destruir...

■ ■ ■

Só depois de ter criado um lastro cardiovascular, o organismo pode passar a desenvolver um trabalho muscular localizado – a musculação. É que a musculação dá trabalho ao coração sem contudo fazê-lo trabalhar. De qualquer maneira, o que fizemos até agora foi falar sobre a musculação do coração para que este se desenvolvesse. Os "halteres" do coração são as pernas... Porém, com o coração não se pode errar. Ele necessita do trabalho mais adequado ao seu momento cardiovascular e não pode sofrer estiramentos, cãibras ou distensões. Não há como imobilizá-lo, o que se pode fazer com tantos outros músculos. Se errar, poderá ser uma vez só.

Quando falo em musculação, quero deixar bem claro que meu interesse não está nunca somente no exercício em si, mas em todo o processo envolvido na sua execução, como o desenvolvimento da mente que é solicitada na realização de complexos movimentos que o exercício proporciona, assim como o desenvolvimento do caráter de vencedor que a superação de desafios consegue moldar. Pois, se o pensamento é o movimento em potência, o movimento é o pensamento em ação.

Dessa maneira, minha preferência reside na *musculação natural* como forma de desenvolvimento da pessoa como um todo, na qual ela pode guardar no inconsciente os resultados da vitória que vai conseguindo com cada pequeno avanço. Além do que, com os músculos definidos e desenvolvidos, garante-se o desenvolvimento da potência, resistência e vitalidade – e desenvolve-se a autoestima.

Quando as pessoas conquistam um corpo visualmente mais desenvolvido, passam a gostar mais de si, e esse é um momento importante porque o espelho lhes mostra que são capazes. Acabam sentindo-se mais seguras – além de estarem evitando doenças como, por exemplo, a osteoporose.

Quando as pessoas se veem fortes, fazem-se fortes – e até admiradas, como se aqueles músculos tivessem nascido do nada. Na verdade sempre estiveram lá. Desde os primórdios do homem. Não fosse assim, o animal homem não teria tido potência, resistência e destreza para sobreviver.

A musculação natural é a que utiliza o próprio corpo como sobrecarga. Os braços são o ponto de apoio e o tronco é que faz a alavanca. Assim não se coloca em risco a coluna vertebral que reage juntamente com o corpo a cada movimento, estando sempre muito protegida – o que não acontece na musculação artificial com pesos, em que o tronco é o ponto de apoio e os braços fazem a alavanca. Por essa razão requer muitos cuidados por parte dos responsáveis por sua aplicação. A coluna vertebral deve estar sempre muito protegida por uma postura adequada a cada diferente tipo de exercício.

Utilizo-me, entre outros, de exercícios na barra fixa, que, embora sejam de difícil execução, protegem toda a coluna e vão trabalhando a dificuldade e a superação da dificuldade, em que o inconsciente se encarrega da transferência positiva do sucesso com o trabalho do corpo para o dia a dia das pessoas. Além de todos os músculos trabalharem em sinergia de movimento para um desenvolvimento global e seguro.

Claro que a musculação com pesos garante um resultado mais rápido – e até por isso ganha as pessoas que querem o resultado para ontem. Mas a musculação natural também tem o diferencial de tornar o corpo todo mais harmônico, já que não se isola um grupo de músculos e sim se trabalha sempre com todo o corpo – e requer apenas a metade do tempo.

Adoto a musculação artificial quando necessito desenvolver mais determinado grupo de músculos para o atleta que precisa tê-los mais desenvolvidos para o esporte que pratica. Mas não sou contra essa musculação artificial desde que feita de maneira coerente e muito bem acompanhada.

■ ■ ■

Existe uma tendência de se usarem aparelhos eletrônicos que tiram o último resquício de interferência do cérebro, coisa inerente somente ao exercício com pesos livres. Esses aparelhos eletrônicos tornam o exercício burro. É que, se você praticar bastante, possivelmente ficará forte, mas não terá nenhuma função útil em sua vida, em seu dia a dia, pois deixarão de ter a tão importante transferência retroativa positiva do trabalho do corpo com o desenvolvimento do seu mental, emocional e até do seu espiritual. Essa parafernália eletrônica dispensa – e não permite – a relação corpo e mente. O corpo não dá *feedback* para a mente, mandando mensagens ao cérebro, exigindo sua participação para a realização do exercício, o que acontece com os exercícios naturais, em que o cérebro está vendo e participando do que se faz. Os exercícios com peso livre ao menos trabalham o equilíbrio dinâmico fazendo o cérebro participar. Ele consegue perceber que aquela quantidade de peso que você usa realmente existe e que você é capaz de levantá-lo.

Sem a relação corpo-mente, resta simplesmente uma atividade física mecânica, comparável à do indivíduo que se exercita em frente da televisão – ele faz um esforço tremendo e não deixa seu cérebro participar para proporcionar as necessárias interações com o corpo.

Minha proposta é um trabalho de saúde completamente diferente. Por isso o meu método dá muito certo com pessoas que buscam não apenas o movimento como forma de modelar o corpo físico, mas desejam ir além, desenvolvendo outras áreas para poder viver em plenitude.

Devemos trabalhar todos os músculos para que estes se façam fiéis servidores da mente. De nada adianta uma mente resoluta e forte em cima de um corpo débil, incapaz de suportar as exigências inerentes às grandes cabeças. Esse corpo mental só pode materializar suas intenções arrojadas e exuberantes em cima de um corpo físico que a suporte em todas as suas exigentes solicitações. Um cérebro exigente necessita de um corpo físico resistente e capaz de suportá-lo e vencê-lo, oferecendo lastro de suporte a suas intenções. Mas a musculação é responsável apenas por levar sangue à região trabalhada. Sem o sono reparador e alimentação adequada não se absorve todo o lucro do trabalho realizado.

■ ■ ■

Quero deixar muito claro de uma vez por todas que o exercício abdominal não tira barriga. A barriga diminui quando o gasto calórico é maior que as calorias ingeridas. As reservas a mais de gordura somente são queimadas com atividades de longa duração, como caminhada, corrida, bicicleta, etc. Podem-se fazer mil abdominais e aí, com essa atividade prolongada, acabar necessitando de uma queima extra de energia que aproveite as gorduras, mas se isso acontecer o organismo utilizará as reservas como um todo. Pode ser das costas, do pescoço e não obrigatoriamente aquela que está acima do músculo que se está trabalhando.

O trabalho com o músculo abdominal é extremamente importante porque o músculo ajuda a proteger a coluna, prendendo melhor o quadril no tronco, evitando lesões principalmente na altura da quinta vértebra lombar em articulação com a região sacrococcigiana. Só não deve ser feito exageradamente, para não comprometer exatamente o que se está querendo proteger.

Também o alongamento é muito importante. Ao mesmo tempo que distensiona a musculatura, leva a um relaxamento natural e efetivo. Toda vez que se é contrariado em uma ação mental, realiza-se involuntariamente uma prejudicial contração – é o que chamo de "contra-ação", isto é, o impedimento de uma ação. Toda vez que você é contido numa ação mental, tem os músculos contraídos fisicamente. A musculatura esquelética pode ser tão tensionada que chega a provocar dores e, se a tensão for continuada, pode levar a um estresse muscular com dores nas costas, na nuca e até na cabeça, muito comum nos dias de hoje. Afinal, quem nunca se percebeu chegando em casa após um difícil dia de trabalho com os ombros grudados nas orelhas?

Acorde o seu deus dormente

Capítulo VIII

- Como despertar esse poder
- Desligando a máquina mental
- Todo mundo medita, mesmo sem saber
- Você pode ser muito mais do que é
- Deixe a vida fluir, logo colherá seus frutos
- O corpo é um templo sagrado
- Saber de cabeça é não saber nada
- Pelo corpo é que se chega ao espírito

*O culto único do corpo,
como hoje se apregoa, não satisfaz
porque é bruto, insensível,
não troca, não usufrui, não sente.
É incapaz de diferenciar
mentalmente as nuances da vida,
impotente diante da sensibilidade
e percepção espiritual
— bonecos, corpos esculturais, pedras
híbridas de vida.
A conjunção corpo-espírito-emoção
é impossível sem passarmos pela ponte
da mente — a grande porta
para o território das sensações.*

Cada um de nós carrega em si um deus dormente que pede para ser acordado. Esse é o caminho para alcançar uma vida plena.

Quando digo que temos essa divindade interna, quero deixar claro que cada ser humano é um deus, apenas não está deus ainda porque não se apropriou desse poder.

Essa potencialidade divina tem de ser desenvolvida, mas, se a pessoa não fizer nada de concreto para que isso aconteça, vai nascer, viver e morrer sem ao menos saber que ela existe.

O grande problema é que vivemos em uma sociedade onde impera a cultura da razão, cujo valor máximo é a mente cerebral e controladora, em detrimento das emoções e da intuição.

Sob a ditadura do raciocínio, fica mesmo difícil, senão impossível, estabelecer uma conexão com a divindade interna, o que faz com que as pessoas vivam desconectadas de si próprias, incapazes de se ligar em sua intuição.

Essa deformação começa na infância com o total desconhecimento dos pais a respeito do assunto e o desrespeito por tudo que lhes pareça fantasia e excesso de imaginação dos filhos, impedindo que desabroche o seu verdadeiro ser, que é pessoal e muito particular.

Essa tentativa que a pureza da criança permite talvez seja a última oportunidade que ela tem de trazer ao seu consciente esse verdadeiro poder divino. Anulada, ficará dormente para sempre, seguindo as rígidas leis sociais que disciplinam e intelectualizam as crianças, tornando-as matemáticas, intelectuais e perdendo, assim, essa fabulosa força intuitiva e verdadeira, a única capaz de agir sobre o seu soberano destino.

Na escola isso se amplia, pois não se fornecem elementos para que a criança se envolva com sua criativa potencialidade. Com regras rígidas e incoerentes, impedem sua evolução como pessoa, estandardizando suas experiências. Exigindo inteligência, informações, regras, disciplina, impondo o castigo e exaltando os erros, nivelam-nas por baixo, em total ignorância da verdadeira identidade de cada uma e do extraordinário potencial que carregam.

As pessoas debandaram para um único lado da inteligência humana, esquecendo-se de que a mente racional é apenas um pequeno pedaço de todo esse desconhecido mundo interno, sendo contínua e profundamente afetada por nossos humores, emoções e o formidável algo interior que não soubemos ainda aproveitar!

Sócrates dizia: "Conheça a si mesmo e conseguirá dominar suas emoções". Talvez estejamos nos aproximando dessa antiga sabedoria dos gregos, escapando ao império absoluto do deus Logos, que tanto mal fez ao homem, tornando-o mero objeto dessa sociedade materialista, na qual passa a vida vegetando e consumindo supérfluos.

Esse ser de alma vazia não tem o controle das próprias emoções e vive à mercê dos humores alheios – sejam do patrão, da mulher, dos filhos, da sogra, do pai, da mãe...

Eu diria até que esse homem não existe. É um termo forte, mas ele não existe dentro da própria vida, sendo guiado por parâmetros externos. Não se interiorizou, não se conheceu, não se descobriu. Não houve tempo. Quando atendo uma pessoa pela primeira vez e pergunto, numa lista de prioridades, em que lugar ela se encontra, percebo que ela não se encontra em sua própria lista de prioridades. Quando muito, está lá pelo trigésimo ou quadragésimo lugar. Primeiro vêm os filhos, a esposa, o trabalho, etc., etc., o motorista, a reunião, etc., etc., o cachorrinho da filha, o papagaio do vizinho... Inaceitavelmente, é assim que se procede!

Cedo, ele teve de ir para a escola; ainda cedo lhe é exigido que se defina por uma profissão; depois se casa, vêm os filhos, a família e, de repente, ele se vê adulto responsável, sentindo-se um nada por dentro.

Como esse homem não se interioriza, não para, não pensa, acaba sendo mais um número na sociedade tecnocrata que o estimula a viver de olhos voltados para fora.

Então tem de dar uma parada. Parar é fundamental, parar é a questão. Temos de nos impor a parada, essa é a saída – parar três horas, três dias, três semanas, mas parar mesmo. Esse homem está muito atribulado, perdido, maluco – ele precisa parar. Somente quando para é que pode se dar conta.

Eu atendo pessoas quase em desespero, com síndrome do pânico, tomando remédios para depressão, hipertensão, etc. Está tudo errado. O medicamento em si não resolve a causa do problema. Todos querem um remédio. O que não sabem é que o remédio está dentro de cada um de nós.

As pessoas não param, não querem encontrar-se com elas mesmas e vivem num total desequilíbrio e desrespeito por si próprias. Chegam em casa e, quando se veem sozinhas, correm para ligar a televisão porque precisam ouvir uma voz. O homem não habita mais o seu ser. Foge da oportunidade de estar sozinho.

Fique um pouco com você, pare, sinta, pense, tente se conhecer, porque aí é que vai florescer, desenvolver e prosperar um ser humano – e não um mero fantoche de carne e osso. Encontre o deus dormente que vive em você e faça-o desabrochar para a vida...

■ ■ ■

A chave para penetrarmos nesse poderoso circuito do autoconhecimento é o corpo. Ele é a porta de entrada da alma, onde mora o seu espírito e onde dorme tranquilo esse deus venturoso que precisa – e pede – para ser acordado. Mas as pessoas têm medo de parar e tentar o silêncio. O que significa essa busca do silêncio?

O silêncio é a verdadeira saúde. Aqui estou falando de meditação, um mecanismo muito simples. Tentar esse exercício de desligar a máquina mental, abrindo espaço para a comunicação com o mundo interior e secreto de cada um de nós, é a única maneira de estabelecer a paz e a tranquilidade necessárias para descansar a mente – essa incessante máquina falante. Simplesmente tentar não pensar em nada, só respirar – isso já será um grande passo. Sem pensar que não pode pensar em nada. Porque, se você pensar que não pode pensar em nada, aí já pensou. Deixe os pensamentos passarem pela sua cabeça, porém não se prenda a nenhum deles.

Respirar é a única porta de que dispomos para entrar em nosso sistema. Não há outra forma. Não há como você dar ordens para o seu coração bater mais devagar, ou pedir que os movimentos peristálticos do seu intestino aumentem a velocidade evitando a prisão de ventre.

A respiração é o extraordinário portal que o encaminha ao controle de seu incontrolável sistema autônomo. Através dessa mágica e fantástica passagem podemos atuar sobre o hipotálamo, fazendo baixar a frequência cardíaca; sobre o bulbo, permitindo que as respirações se tornem mais profundas e tranquilas; e, evidentemente, sobre o próprio cérebro, diminuindo seus giros mentais. Tudo entra em equilíbrio e trabalha corretamente. Precisamos aproveitar mais esse talento que a respiração possui de atuar sobre toda a nossa saúde, trazendo a paz e promovendo o importante equilíbrio do organismo.

Nesse mergulho interno recuperamos nossa tranquilidade, nosso eixo. E começamos a perceber um outro mundo, tão perto e maravilhoso, mas em uma outra dimensão. E assim como falei que toda pessoa deve experimentar dormir às 9 horas da noite, pelo menos uma vez na vida, para perceber a diferença, da mesma forma tem de tentar meditar. Até porque é um recurso extremamente fácil.

Todas as pessoas meditam, mesmo sem se dar conta disso. Sem esse recurso, o cérebro entra em pane. Muitas vezes você está num carro, no banco do passageiro, e, sem se dar conta, se pega olhando para longe, algo indistinto ou o infinito. É justamente sua cabeça que pede trégua. É um leve estado meditativo por conta de seu organismo que quer defender a vida a qualquer custo. Você estava meditando! Estava num estado meditativo e isso acontece uma porção de vezes ao longo do dia, em várias situações, às vezes sem que se perceba, quando ficamos completamente absortos, pensando no nada.

Esse é um recurso extremo para a manutenção da vida, é o momento em que o cérebro repousa, pois nem quando dormimos ele descansa, já que é durante o sono que o cérebro trabalha febrilmente, controlando todo o complexo funcionamento do organismo e restabelecendo todas as células, desgastadas pelo dia a dia de trabalho. O problema é que costumamos censurar essas nossas evasões cotidianas, encarando-as como perda de tempo.

O que o homem moderno precisa entender é que as coisas que considera perda de tempo são, na verdade, um ganho real. Em uma caminhada, por exemplo, ganha-se tempo porque a caminhada é uma meditação ativa. É um importante momento de repouso mental em que se busca o equilíbrio, além dos ganhos fisiológicos do desenvolvimento do aparelho cardiovascular. Quanto mais você estiver envolvido com seu corpo, mais aquietará sua mente. Quanto mais você se envolver com seu corpo físico, mais estará relaxando seu corpo mental e desenvolvendo seus corpos emocional e espiritual.

Portanto, o homem medita variadíssimas vezes durante o dia e não se dá conta disso, mas, para não ficar na mão do acaso, aconselho a criar um ritual, escolhendo um determinado horário, manhã ou tarde, e um lugar específico, uma poltrona, por exemplo, para acomodar-se, colocando as pernas em posição confortável, descansando as mãos sobre as coxas, totalmente à vontade, numa postura em que as costas estejam bem apoiadas – não apoiar a cabeça para não correr o risco de dormir. É também importante que não seja após uma refeição, quando o cérebro trabalha arduamente no comando do processo digestivo e não tem como diminuir o seu ritmo.

Será muito valioso se a pessoa puder dedicar vinte a trinta minutos a essa prática diária. Existem muitas técnicas e formas de meditação em inúmeros livros nos quais você pode buscar aprofundar-se. O que acho importante é a pessoa dar-se um tempo para criar esse hábito, porque o animal homem é um bicho estranho: ele tem de se alimentar numa determinada hora, dormir em certo horário, acordar sempre na mesma hora.

Alguns pupilos contam que, com o passar do tempo, basta eles chegarem perto da poltrona escolhida para que já comecem a entrar num estado de meditação, como se aquele lugar guardasse em si uma energia. É assim que se criam as condições para obter o máximo de concentração no mecanismo da respiração.

Estar consciente da respiração, inspirando e expirando profundamente, induz a pessoa automaticamente a um estado meditativo. Deve-se começar com a respiração diafragmática. Para aprender, deite-se no chão em decúbito dorsal (barriga para cima), colocando um livro sobre a barriga. Quando tomar o ar, o livro sobe, quando soltar o ar, o livro abaixa. O importante é que o ar preencha os pulmões em sua base, por isso a respiração tem o efeito de preencher a barriga e não o peito na tomada de ar.

Depois de treinar deitado, já sem o livro, experimente fazer sentado. O diafragma puxa o ar como um fole, fazendo-o penetrar na base inferior dos pulmões, que quase nunca é ventilada.

Normalmente temos uma respiração curta, que alcança apenas a parte superior dos pulmões, uma respiração "meia boca", como dizem os jovens. Horrível. Concentre-se então no fluxo de ar que entra e sai de seus pulmões. Você vai perceber que os pensamentos vêm, os pensamentos vão, só não brigue com eles nem se fixe em nenhum. Deixe-os irem e virem, vendo-os passar à sua frente como se não fossem seus. Fixe sua atenção apenas na repetição.

Se adquirir essa prática, depois de algum tempo perceberá que, num dado momento, num certo dia, você conseguiu entrar numa outra dimensão, na qual não existe nenhum pensamento – o tão incrível silêncio. Aí então você ficará apaixonado pela meditação. Para quem tem dificuldade, no início é interessante escolher um objetivo visual. Pode ficar olhando uma vela acesa, a fumacinha de um incenso, uma lareira, os peixinhos do aquário, a água caindo ou a ramagem de uma árvore se mexendo. Qualquer coisa que seja ritmada e ocupe sua cabeça para não atrair pensamentos. Pelo fato de a visão ocupar um terço de todo o nosso cérebro, o objetivo visual facilita, não deixando ocorrer a invasão dos pensamentos em sua mente.

Ao atingir esse estado de equilíbrio seus giros mentais caem, sua frequência cardíaca diminui. Assim você estará fortificando suas emoções. Mentalmente equilibrado, espiritualmente elevado, não será mais refém dos acontecimentos aleatórios que nos bombardeiam sem cessar.

■ ■ ■

O pensamento é linear, quero dizer, caminha sempre na mesma direção, permanecendo o mesmo dia após dia, como, aliás, nosso estado mental permanece se estivermos bem de corpo e alma.

Quem oscila de humor a cada 24 horas está fora do seu eixo. Esse é um dos sintomas do desequilíbrio interno que percebo claramente quando alguém diz que ontem estava bem e que hoje acordou mal. Isso não existe. Quem se encontra nesse estado, necessita começar a caminhar, dormir melhor e, principalmente, introduzir em sua vida uma rotina de relaxamento e meditação, porque esse é um aviso de que as coisas não estão bem. A irritabilidade, mau humor e oscilação do estado de espírito diante da vida é um toque valioso que seu corpo lhe proporciona, dizendo: "Ei, garotão, cuide-se! Pare um pouco. Dê um tempo para interagir melhor com você mesmo".

Os acontecimentos cotidianos afetam a todos, mas cada um reage à sua maneira. Enquanto, para muitos, os fatos não passam de dados da realidade que devem ser enfrentados com coragem e decisão, para outros assumem proporções catastróficas, viram coisas desesperadoras, capazes até de provocar doenças.

A diferença entre uma e outra reação mostra seu nível de saúde. Se você estiver num estágio de equilíbrio, reagirá diante do caos sem ser atingido por ele. Um grande exemplo disso é o trânsito. Um motorista passa por você e lhe dá uma fechada. Essa pessoa está transtornada, raivosa, carregada de veneno. Tem um vírus, é o vírus do trânsito. Respire, feche a janela do carro, interiorize-se. Não se deixe contaminar. Não seja estúpido de querer ir atrás, encostar na traseira do carro, buzinar, tentar ultrapassá--lo para revidar a agressão. Fazendo isso você estará num nível espiritual muito baixo, além de destruir seu organismo com tanto veneno que você mesmo lançará em sua corrente circulatória.

Vá caminhar, vá respirar, vá procurar o seu centro, despertar a sua força, o seu poder. Isso não é uma coisa impossível, filosófica, não é algo somente dos orientais. É uma possibilidade muito concreta, pois venho conseguindo isso com as pessoas há mais de quatro décadas.

Sou uma pessoa extremamente prática, tanto que me aprofundei teoricamente em infinitos temas, com muito estudo em muitas universidades. Mas só incorporei ao meu método aquilo que resultou da minha prática de vida, o que se mostrou positivo e que realmente funcionou com meus pupilos.

Então, como uma pessoa prática, eu digo: não veja a meditação como um bicho-papão, como uma coisa de louco. A dificuldade em aceitá-la é porque você também foi castrado e anulado por essa sociedade aterrorizante. Disseram que você não conseguiria ir muito longe, minaram sua autoconfiança. Então você também não acredita muito que possa meditar, preso em suas muitas amarras. Mas, creia, você pode ser muito mais do que é. Só precisa se dar a chance de crescer e se desenvolver. Se não se der essa chance, propondo-se alguma coisa prática, como botar o pé na estrada, caminhar ou correr, você realmente não vai sair do lugar. Ficará ao lado da grande maioria dos estressados, ansiosos, aflitos, tensos, angustiados, coléricos que andam pelo mundo e não podem nunca ter amor, compreensão, compaixão... Esses sentimentos nobres virão naturalmente, sem esforço, basta que nos coloquemos mais receptivos e menos ansiosos.

A ansiedade é estar com a cabeça onde o corpo não está. É estar preocupado com um problema antes de ele acontecer. É como o próprio nome diz: estar pré-ocupado, querendo antecipar a ocupação. O grande problema é que o trabalho que o espera ou determinada ocupação com a qual você tem de se envolver no dia seguinte não está ali naquele momento, então só atrapalha você estar pensando nisso. O mínimo que você pode fazer para a sua cabeça, para a sua saúde, é envolver-se com o problema quando chegar o momento de resolvê-lo.

O mecanismo do estresse é muito importante para que o corpo possa reagir com todo tipo de estimulantes e possamos atuar da melhor maneira possível diante dos desafios. Esse é um valioso expediente de nosso organismo para nos proporcionar o melhor desempenho possível. Infelizmente, querer resolver o problema quando não estamos presentes junto a ele faz com que o cérebro – que é burro – entenda que você está diante do problema. Então ele lança em sua corrente circulatória todos aqueles preciosos estimulantes. Coitado de seu organismo! Trabalha duro, atendendo às rígidas ordens de seu cérebro... Acontece que naquele momento não tem problema nenhum para resolver e o sangue fica abarrotado de verdadeiras drogas que estão ali fora de hora e totalmente sem função.

Lembre-se que, quando falamos sobre o cérebro burro, dissemos que ele é poderoso. É por isso que, ao pensar no problema futuro, movido pela emoção, o cérebro quase instantaneamente começa a fabricar as drogas de que você necessita para a reação e resolução do problema, porém totalmente à toa. Esse é o perigo do estresse. Fazer com que seu organismo funcione com o motor em aceleração máxima, gastando combustível inutilmente e sofrendo um imenso desgate. O organismo fica ligadão, mas sem nada prático para realizar porque ainda não é hora. Se você é daqueles que repetem esse estado de coisas assiduamente, vai acabar conseguindo um estresse crônico e sobrecarregando seu organismo sem necessidade.

Enquanto o estresse agudo é seu grande amigo, pois possibilita salvar sua vida, enfrentar os maiores desafios, resolver os maiores problemas sempre com seu melhor e mais formidável desempenho, o estresse crônico, permanente, ainda que em menor dose, pode acabar com sua saúde. Porém, somente você é dono de sua vontade e de seus pensamentos, portanto cabe a você dominá-los. Ponha ordem na casa! Você precisa ter o equilíbrio das suas emoções para usar o estresse nas horas necessárias em que lhe compete exuberar diante da vida. Nas horas em que você necessita ter seu melhor desempenho ou melhor performance.

A meditação é uma excelente forma de diminuir bastante esse estado de querer resolver os problemas antes da hora. Mesmo um relaxamento que você consiga fazer já tira sua cabeça desse eterno videoclipe da vida, coloca-o mais no prumo e em paz, diminuindo seus giros mentais.

Quando o corpo está presente naquilo que fazemos, ficamos tranquilos, serenos. Essa é a raiz fundamental que vai ajudá-lo a encontrar esse importante equilíbrio. Exija sempre que sua cabeça esteja exatamente onde está seu corpo. Na hora em que tem de se envolver com qualquer tarefa que seja, ponha sua cabeça inteiramente nela. Essa é a hora de se ocupar total e absolutamente, mas, quando terminar e mudar de cena, leve sua cabeça junto.

Mantendo a cabeça sempre com o corpo, você zera a ansiedade que produz essa descabida agitação interna completamente sem sentido. Evita a tensão que, de tão intensa, gera a angústia que certamente o colocará a poucos metros do destruidor estresse crônico, tirano recente de nossa sociedade insana responsável pela degradação de todo o seu organismo. Por isso aqui vale dizer: "Não se preocupe, se ocupe...".

O pensador e analista americano James Hillman compara o ser humano a um carvalho. Diz que possuímos, desde que nascemos, o potencial que desenvolveremos ao longo da vida, tal como a semente de um carvalho que, minúscula, guarda em si a imensa árvore que será um dia, dali a trinta, quarenta anos. Ou seja, basta que nada atrapalhe nosso crescimento e, natural e espontaneamente, chegaremos a desenvolver o que já temos na forma de embrião desde que nascemos. Somos poderosos. Nascemos gigantes. Só é necessário que não nos atrapalhem com a educação podadora.

Todos somos como a semente do carvalho. Só temos de regar carinhosamente esse embrião de gigante que carregamos dentro de nós.

Bem alimentada, essa plantinha interior explodirá para a vida, alcançando também fatores de crescimento social e econômico que virão por acréscimo. Deixe a vida fluir e você logo colherá seus frutos.

■ ■ ■

Quando começamos a trabalhar o corpo no sentido de provê-lo de mais energia e saúde, percebemos que aquele mundo social, agressivo e castrador que tanto nos podou e anulou vai perdendo a força e cedendo terreno a um poder maior que começa a surgir dentro de nós.

Imagine, por exemplo, uma pessoa franzina e magra que desde pequena se acostumou a ouvir que é frágil, que não tem resistência nos jogos ou nos esportes. Essa fraqueza fica marcada em sua personalidade e fará parte de seu jeito de ser. Quando se é fraco, há uma leitura no cérebro que atinge as emoções, a mente e o espírito e, simplesmente, fica-se fraco em tudo.

Se essa pessoa, em determinado momento da vida, passa a desenvolver seu organismo, fazendo-se forte, torna-se espiritual, emocional e mentalmente forte. Fazendo-se forte ela se descobre com possibilidades até então insuspeitadas e passa a ter uma nova atitude diante da vida. Esse é o real objetivo do trabalho com o corpo. É realmente um trabalho de conteúdo, no qual não se busca apenas modelar o físico, mas abrir uma estrada magnífica que permita explorar nosso potencial, nosso extraordinário mundo interior.

A descoberta de que você nasceu para coisas muito maiores do que as metas colocadas inicialmente em sua cabeça funciona como uma mágica poderosa. Esses limites realmente não existem e, quando se faz esse trabalho de saúde, começa-se a ter uma transformação orgânica extraordinária. É essa modificação em todo o corpo que sustenta sua cabeça, seu espírito, suas emoções. Um corpo jovem proporciona um espírito jovem, mas um espírito jovem não pode proporcionar um corpo jovem – porque este somente se faz jovem pelo movimento. Não adianta apenas pensar jovem. É necessário ser jovem, e isso se consegue com o trabalho biomecânico e orgânico.

É impossível uma pessoa florescer e elevar-se espiritualmente alicerçada em um corpo débil, incapaz de reparar as perdas inerentes ao próprio gasto diário. Quando uma pessoa começa a recuperar sua força física, é tomada por um sentimento de poder e de força, dado pela plenitude de seu organismo. Somente assim pode aumentar seu lastro de crescimento espiritual.

■ ■ ■

O corpo é o nosso templo sagrado. Quando você quiser encontrar paz de espírito, recolha-se ao seu interior, mergulhe no seu mais profundo eu. Não há necessidade de exageros, como aqueles que se embrenham nas montanhas e ficam lá por vários meses meditando. Mas seria muito valioso se as pessoas pudessem se dar vinte a trinta minutos diários de um profundo relaxamento ou mesmo de uma meditação, assim recebendo essa energia sideral que penetra em nosso planeta e está à disposição de todos para buscar a paz interior. Para experimentar a plenitude de vida que essa paz oferece.

O sol representa o elemento mais nítido de emissão dessa energia e precisamos aproveitá-la melhor. Uma forma de captá-la do cosmo é pela manhã. Aconselho as pessoas a, logo que acordarem, se colocarem de frente para o sol nascente, sentando-se no chão ou sobre almofadas, com as pernas cruzadas, usando roupas folgadas para que o corpo fique o mais livre possível. Apoiando-se sobre os ísqueos (os dois ossinhos na parte inferior das nádegas), mantendo o tronco ereto e os olhos fechados na direção do sol. Nessa posição, com os braços caídos ao longo do corpo, tendo as palmas das mãos sobre o colo, voltadas para cima e levemente abertas para os lados, realizar respirações lentas e profundas por uns vinte minutos. Você não tem vinte minutos? Então dez. Nem dez? Cinco! Não dá? Então, dois ou três minutos. O importante é começar. Se entregar. Doar-se a si mesmo. Você merece!

Com o passar do tempo, poderá sentir essa incrível energia entrando pelas mãos e perceber que, pouco a pouco, nenhum pensamento passa mais por sua cabeça nesse momento.

Mesmo que algumas pessoas não consigam entrar nesse estado meditativo absoluto, o simples fato de estarem completamente relaxadas é o bastante para alegrar seu organismo e promover um equilíbrio químico interno e um aproveitamento intenso dessa fantástica energia do Universo.

Existe uma relação forte e direta entre meditação – o encontro de si mesmo – e a busca do divino em nós. Todas as religiões antigas se utilizaram da meditação para encontrar-se com Deus no silêncio da alma. E se parece paradoxal à primeira vista chegar ao espírito através do corpo, isso decorre de raso preconceito que considera tudo que é material menos nobre.

O corpo é, sem dúvida nenhuma, o que mais consubstancia a presença de Deus na Terra, tanto por sua complexidade de analogias e interações, como por seu extraordinário funcionamento. Ele é verdadeiramente uma máquina divina.

Não é somente a teoria espiritual que espiritualiza o homem, mas também a prática espiritual. Essa luta constante pela busca da transformação do corpo que leva o homem a encontrar-se com a parte mais profunda de seu espírito. E pode reforçar no homem o que ele tem de positivo.

O filósofo Augusto Comte, criador da sociologia, costumava dizer que era um absurdo a pessoa ter de fazer o bem para obter o céu como recompensa. O "ser bom" se completa por si mesmo. Não se é bom pretendendo alguma coisa a não ser ser bom. Claro que você acaba tendo a recompensa de proporcionar a si mesmo hormônios revitalizadores. Tem-se de ser bom porque é bom ser bom.

Nada está fora do corpo, nem o espírito, nem a alma, nem a mente. Tudo se funde numa coisa só, obra-prima do Criador. Em nosso corpo repousa nosso delicado espírito e dorme tranquila nossa alma. Nele também está seu computador, o cérebro, que por sinal é físico, não etéreo e abstrato como costumamos pensar, mas fruto palpável dos nossos neurônios, com suas teias de ligações interneurais e espantosas sinapses responsáveis pelo complexo mundo dos movimentos ditados pelos nossos músculos.

Pelo corpo alcançamos a evolução espiritual de uma forma mágica e muito simples. A partir do momento em que atingimos uma certa plenitude de vida, alicerçando o corpo como um organismo forte, tendo saúde, isto é, disposição, vitalidade e alegria de viver, essas conquistas de ordem orgânica fabricam essências que nos deixam numa sintonia mais leve, com muito mais calma e tranquilidade para enfrentar o embate da vida.

Até a agitação mental diminui, permitindo que comecemos a ver a vida não mais com a ávida necessidade de ter, mas com a expressa vontade de ser, mais do que qualquer outra coisa. E quando conquistamos com o próprio corpo aspectos que antes nos pareciam impossíveis, tornando o impossível possível, ampliamos nossos horizontes.

Quando atingimos esse ponto, estamos aptos a crescer espiritualmente. Por quê? Os próprios hormônios nos deixam mais bem-humorados. As pessoas que nos cercam recebem mais alegria, mais amor, compreensão, tolerância e compaixão. E mesmo os não tão íntimos ficam mais dispostos a receber sem resistência o que vier de uma pessoa que tem muito para dar. Porque ninguém dá o que não tem.

Como é possível uma pessoa ser espiritualmente elevada para compreender a fraqueza do seu semelhante, tolerar situações que necessitam de um estágio espiritual mais profundo e elevado, se está mal com ela mesma, com seu organismo em desatino?

Quando a pessoa começa a desenvolver os sentidos, a sensibilidade, a privilegiar seu olfato, a desenvolver o paladar, está atraindo para si mais prazer e, com isso, terá mais autoestima.

A coisa funciona como uma bola de neve. Só que, hoje, o que as pessoas normalmente vivem é uma bola de neve ao contrário, em que um fato ruim puxa uma coisa tenebrosa, arrastando-as ladeira abaixo. Portanto, se criamos um fato positivo, isso vai como bola de neve crescendo mais e mais e mais. Costumo dizer que não se consegue pensar duas coisas ao mesmo tempo. Portanto, tenha bons pensamentos, porque um pensamento bom puxa outro pensamento bom e assim por diante. E, enquanto você pensa coisas boas, as coisas ruins não conseguem entrar. Mas cuidado, porque o contrário também é verdadeiro...

Quanto mais uma pessoa se cuida e se protege, mais ganha saúde, mais se equilibra e mais feliz fica. E, quanto mais investe numa caminhada, num trabalho com o corpo, mais energia terá e, assim, mais evoluirá espiritualmente, colocando em movimento uma bola de neve a rolar no extremado sentido positivo.

Cada ser humano é uma mágica divina prontinha, desde o momento em que nasce. O que o Método Nuno Cobra procura fazer é ajudar a desenvolver essa divindade que existe em todos nós.

Para acordar esse deus dormente, o caminho é o corpo, por meio da alegria de viver, pelo autorrespeito, pelo prazer, pelo acordar dos sentidos, pela troca afetiva com o outro. Isso é tão concreto que todos aqueles que fizeram o trabalho comigo conseguiram. Mesmo aqueles que me procuraram buscando somente saúde, ou no máximo querendo emagrecer, ficar mais bonito, ter autoestima e, lógico, querendo também ter algum ganho mental.

Ninguém pensa no ganho emocional e espiritual, mas esse é o objetivo maior do meu método. Costumo dizer que saber de cabeça é não saber nada. É preciso vivenciar com o corpo para realmente mudar nosso padrão de comportamento.

Praticando a ecologia interior

Capítulo IX

- Homem e natureza: uma coisa só
- A mente racional rompeu o vínculo
- O homem perdeu-se de si mesmo
- O caminho de volta às raízes
- O vírus que ameaça o planeta
- Desequilíbrio interno x destruição externa
- Praticando a ecologia interior
- Impossível limpar o mundo sem limpar a cabeça
- Nosso ecossistema é perfeito
- O acreditar é que faz a diferença
- O Universo conspira a nosso favor
- Coincidência não existe – tudo na vida é sincronismo

Muito do que é bom não custa nada.
O sol, a lua, as manhãs,
o mar, as árvores, as flores,
o canto dos pássaros, a água do regato.
Nas pequenas coisas da vida
é que estão os grandes prazeres.
Nós somos o que há de mais importante:
seres superiores,
senhores da vida e da natureza.
Nada se iguala a sentar-se sob uma árvore
e olhar o tempo, percebendo a natureza
que se organiza harmoniosamente.
Somos, a um só tempo,
temporários e atemporais;
passageiros e condutores;
história e fato.

O homem não existe fora da natureza. Ele não depende apenas de uma vital troca de gases – dióxido de carbono por oxigênio – para manter-se vivo. Nós viemos da natureza e precisamos dela como da pele que nos protege.

O homem moderno, no entanto, parece ter se esquecido disso e sofre os efeitos da perda de identidade, tendo dificuldade de interação consigo mesmo e já mostrando os efeitos de se tornar cada vez mais um "filho desnaturado" da grande mãe natureza.

As doenças que temos hoje são, em grande parte, fruto desse desenlace. Sentimo-nos perdidos, desequilibrados. Precisamos perceber que a saúde tem a ver com a natureza dentro e fora de nós.

Provei o gosto de viver em contato íntimo e direto com essa força natural ainda numa São José do Rio Pardo de florestas fartas, rios limpos e caudalosos, montanhas e vales. Um rio que possuía remansos formidáveis para dar braçadas, só com a mata nas margens, pura como se fosse a de um milhão de anos atrás.

Aquilo transmitia uma energia que não há como explicar. Às vezes, à noite, caíamos na água para nadar e ver as estrelas passando por entre os galhos das árvores. É algo que arrebata a alma, que nos devolve a uma natureza perdida, àquele elo que se quebrou com os ancestrais, com nossa legítima essência, de seres nascidos na natureza, compartilhada durante milhões de anos.

É óbvio que essa ruptura de vínculo trouxe sequelas ao nosso corpo físico e, por consequência, aos corpos emocional, mental e espiritual, pois se trata na verdade de um único corpo, da mesma forma como homem e natureza são um coisa só. Por isso sentimos falta dessa outra vida que nos acompanhou durante tantos milhões de anos, dessa natureza amiga, acolhedora, contemplativa e tão fundamental para o equilíbrio humano.

■ ■ ■

Podemos dizer que o homem destrói seu meio ambiente porque perdeu contato com sua natureza interna. Ele derruba árvores, polui o ar, rios e mares porque não percebe esse vínculo fundamental do qual depende, como se não fosse o próprio ar que respira.

Sua mente racional o faz agir e pensar como se fosse o rei da natureza, o chefe supremo, um ser superior. Por quê? Como não tem mais esse vínculo com ele mesmo e não explora sua natureza humana, o homem não pode entender também o mundo natural que o cerca.

Nós somos uma extensão da natureza, dentro de nós temos os mesmos princípios de vida. Só que, completamente ignorantes e cegos, não percebemos e ficamos nos debatendo em busca de vitórias vãs e imediatistas. Por isso a premissa básica do Método Nuno Cobra é que todo o trabalho se realize no mais estreito e absoluto contato com a natureza, seja num parque, numa praça, no meio de uma mata: é necessário ter a natureza por perto.

Nós não podemos ficar presos entre paredes. O homem não vivia assim! Ele nem sequer usava roupas. Então será com um mínimo de agasalho, os pés bem protegidos, obviamente, e o mais longe possível do inimigo número um: o automóvel, que traz a poluição do ar e o barulho. Você deve escolher um lugar onde possa ver um pôr do sol, um gramado com pássaros e muitas árvores.

O simples fato de sair do hábitat urbano já causa uma revolução interna, uma alegria orgânica, por assim dizer. Parece que o organismo começa a compartilhar de algo de que estava saudoso. A resposta que dão os empresários, executivos, atletas e pessoas em geral que experimentam o método é que eles começaram a perceber a energia incrível que existe numa floresta, numa árvore centenária. Isso é natural, porque, quando o homem começa a se interiorizar, passa a se perceber como parte da natureza que o rodeia. A mágica que o Criador fez começa por essa liga do ser humano com a mãe natureza.

Acorde! Pare um minuto! Pare uma hora, mas pare! Se não parar, você não terá nunca essa chance. Há dez anos você está pensando em fazer alguma coisa, se dar um tempo, ficar em silêncio para se interiorizar: "O que sou? Para onde vou?". O silêncio é uma coisa maravilhosa, fala mais que um milhão de palavras. Se conseguir aquietar-se, poderá se dar conta de que o silêncio existe dentro de nós. Esse é o caminho do homem de volta às suas raízes, às suas origens.

Hoje quase ninguém olha admirado para uma árvore, uma floresta ou uma flor. Claro! Se a própria pessoa não se gosta nem se entendeu consigo mesma, fica difícil admirar e respeitar a beleza da mãe natureza.

O caminho escolhido pela escola para passar as informações aos jovens está totalmente errado. Deveria ser ensinado um método que ajudasse o aluno a voltar-se para dentro, para que pudesse ver, realmente, mais as qualificações do que as quantificações; mais o conteúdo do que a forma.

Enquanto não forem criadas pessoas aptas ao autoconhecimento, tudo seguirá como tem sido. Se o próprio homem se agride e se destrói, maltrata seu corpo e não se respeita, qual o problema, segundo a sua lógica, de cortar uma árvore? É uma consequência, um efeito desse jeito perverso de ser.

O homem ainda não existe em sua própria vida. E, se não se tocou dessa sua natureza incrível, da sua existência como uma representação direta de Deus e da possibilidade de acordar o divino que existe dentro dele, como poderá ser sensível ao mundo que o rodeia?

■ ■ ■

Cheguei a pensar em certa época da minha vida que o homem era o vírus do planeta Terra e que, ao longo da batalha, um dia ele acabaria por destruir sua própria casa. Um vírus que se prolifera muito rapidamente – já somos mais de 7 bilhões de seres – investindo contra as nascentes dos rios, arrasando as florestas, destruindo os ecossistemas, poluindo o ar e despejando lixo nos oceanos. Que vida pode ter esse homem que só se preocupa com a parte econômica?

O ser humano é imediatista e, como não gosta de si, odeia tudo que está ao seu redor, menos o dinheiro, que acha ser a única finalidade da vida. Insensível com sua natureza interna e incoerente em suas atitudes, entrega-se ao desequilíbrio. Quem agride a natureza não está em equilíbrio, é um agressor. Por isso defendo a ideia de começarmos a promover uma limpeza interna, praticando uma ecologia interior, cultivando bons pensamentos. Quando comecei a usar meu método, há mais de quarenta anos, ainda não existia praticamente o termo ecologia. Mas eu já dizia ser impossível limpar o mundo sem limpar a cabeça, porque o mundo é um eco do que se passa conosco.

Essa ecologia interior é fundamental, porque, se você não faz uma reciclagem adequada, se o seu organismo trabalha em débito, se está apenas na sobrevivência, se não está inteiro dentro da vida, se pensa coisas ruins, você tem uma péssima alimentação mental e isso produz uma sujeira incrível. Além do lixo que come, das frituras e gorduras, pior ainda é o lixo com que alimenta sua cabeça, ou seja, o que você pensa. Lembre-se sempre que você é o que você pensa.

Nós temos internamente um ecossistema maravilhoso. O homem é um só. Não pense que sua cabeça não tem nada a ver com o seu espírito. Ninguém pode ter espírito lúcido e uma cabeça que não pensa. Ou uma cabeça imunda e um lado emocional equilibrado. O que acontece no corpo tem efeito sobre a mente; o que acontece na mente tem efeito sobre o espírito. Se alguém só pensa coisas ruins, não pode resultar numa pessoa boa.

A respiração, o pulmão, o coração, a lucidez mental, os hormônios, o bem-estar, o corpo todo, enfim, é um ecossistema perfeito. É essa interação magnífica que leva o homem a atingir a saúde. E com saúde plena é uma pessoa alegre. Mas se a pessoa só pensa porcaria, sente ódio e rancor, não é saudável. Ela desestruturou o seu ecossistema. É como se ela sujasse uma nascente.

O pensamento é a nascente da nossa natureza humana. Quem polui a cabeça com pensamentos péssimos está quebrando uma cadeia do seu ecossistema, não pode ser mais uma pessoa feliz e saudável. Vai virar um rio Tietê. É chocante dizer, mas quando o ser humano começar a pensar coisas boas e bonitas, começar a se cuidar, tirando o lixo que existe dentro dele, até o rio Tietê real vai ficar limpinho, magnífico, com peixes e tudo. Mas, enquanto isso não acontece, como é que o homem vai cuidar do Tietê, se não foi capaz de cuidar de si? O lixo que ele joga no rio é o mesmo lixo que vaza de seu poluído mundo interno. Seus pensamentos negativos produzem um lixo tóxico que, por intermédio dos hormônios, o envenena terrivelmente. É aquele indivíduo que, de repente, sai por aí dando murro e tiro no trânsito, babando de ódio.

Nós deveríamos procurar ser mais sábios, sentir menos raiva dos outros, livrar-nos do ódio. Para o nosso próprio bem, pensando em causa própria. Para evitar o autoenvenenamento. É por isso que ser bom é muito bom. Quando você está de bem com a vida e em paz com as pessoas, está produzindo bons fluidos e atingindo uma atitude mental e espiritual mais elevada. Isso vai trazer ótimas consequências para você. Nada nem ninguém poderá atingi-lo de nenhuma forma se você estiver em conexão com sua fonte secreta.

■ ■ ■

As pessoas em geral não são permeáveis a mudanças. Falando em português claro, elas odeiam mudar. Todo mundo quer ficar do jeito que está, mesmo que esteja horrível! Praticamente 90% da humanidade está descontente com a vida que leva, mas ninguém deseja realmente mexer no seu *status quo*.

Parece que o ser humano tem um medo extraordinário da novidade, de qualquer coisa diferente do que está acostumado. Se fôssemos um pouco mais arrojados no sentido de tentar outras coisas, acabaríamos por descobrir quanto tempo perdemos sem dar conta disso e reagiríamos espantados: "Meu Deus, por que não fiz isso antes?".

Você pode mudar sua vida a qualquer instante, com qualquer idade, em qualquer situação. Isso eu provo e demonstro de maneira concreta. Todo homem é um deus e tem o livre-arbítrio. Explore isso. Tenha coragem. Saia dessa vida.

A resposta para entender por que tantas pessoas vivem de maneira tão desgraçada está no *tripé da anulação*. Que começa lá na infância, na adolescência, quando nos jogam no meio de um caos terrível, fazendo brotar aquela raiva, aquele rancor, aquela revolta, aquela injustiça. Por todos os meios, por todos os lados, ninguém nos elogia, ninguém nos gratifica e todo mundo nos massacra. E, quando nos tornamos adultos, ainda pensamos: "Bom, podia ter sido pior".

É por isso que as pessoas, mesmo estando numa vida muito ruim, às vezes péssima, não querem mudar o *status quo* que adquiriram. Por exemplo: uma pessoa está gorda mas não sabe que pode ser magra. Está raivosa mas não sabe que pode ser benevolente. Está sem energia mas não sabe que pode ter uma vida mais saudável, com mais energia, ter encantamento com a vida, vitalidade, disposição. É uma pessoa fraca, nem desconfia que pode ser forte. Fracassada, nem se dá conta de que pode ser uma vencedora, é só mudar a forma como está alimentando o seu processador máximo, que é o cérebro.

A vida acontece na proporção em que você programa seu cérebro. Que *software* você está usando? Se for o das mazelas, das impossibilidades, dificuldades e fracassos, vai continuar se lamuriando: "Por que não consigo, por que comigo não dá, por que eu não posso?". Mas experimente usar um *software* de grandeza, de força, de beleza, de saúde, de sucesso. É só você se programar, principalmente porque o cérebro é burro e você tem de aproveitar.

■ ■ ■

Faz parte da energia do Universo a sincronicidade. O acreditar faz a diferença e o sincronismo da vida dá conta do resto. Basta a pessoa traçar com seu pensamento determinadas metas, que o Universo conspira a seu favor e logo as coisas começam a se encaixar e a acontecer, surpreendendo até a própria pessoa: "Meu Deus, deu tudo tão certo!". Mas foi o esforço, a vibração e a emoção que ela pôs que detonaram a ação rumo ao feliz desfecho.

A sincronicidade, encarada por muitos como um absurdo, enquanto para outros não passa de um acontecimento normal, é um fato que ocorre de forma inquestionável. O Universo é mental. Tudo que mentalizamos acaba por acontecer. Nosso pensamento é energia pura, que age em nós e também se espalha por todo o globo.

Determinadas pessoas têm um poder maior de espalhar essa energia mental que pode ser acolhida por outra pessoa, esteja ela em qualquer parte do mundo. Basta apenas que ela também esteja com seu canal de comunicação aberto e receptivo para a informação. Mas é preciso estar disponível para esse tipo de acontecimento. E ter equilíbrio entre seus corpos físico, mental, espiritual e emocional.

Percebi claramente, em mais de quatro décadas de experiência profissional, a força e a quantidade de acontecimentos coincidentes que só poderiam ser entendidos por esse extraordinário fenômeno da sincronicidade. Quantas vezes pensamos em alguém que não vemos há anos e cruzamos com ele logo depois? Isso é tão óbvio que não me espanto mais quando deparo com coisas que descobri ou pensei no passado, por exemplo, e usei durante anos para atingir meus objetivos de trabalho, *ipsis literis* em algum livro.

Da mesma maneira, os negativistas, aqueles que foram mais fortemente atingidos pelo *tripé da anulação*, são incapazes de acreditar em si próprios e acabam criando um "se". Eles sempre estão certos de que nada pode ocorrer de maneira positiva em sua vida e lançam pensamentos de não realização e de impossibilidade à mercê desse sincronismo – assim, como um bumerangue, a vida traz de volta tudo o que se pensou. Por isso você é o que você pensa. E a peça mais importante da vida é o acreditar. Você tem de fabricar o seu destino e não chorar o seu destino.

Por isso, pense sempre positivo! Acredite sempre!!! E será sempre o que você pensa que é: forte, decidido, vencedor, lutador e otimista; ou fraco, indeciso, medroso, perdedor, desanimado e pessimista. A vida está em suas mãos. Depende apenas de você. Seremos sempre tão poderosos quanto pensarmos que podemos ser.

Poucos conseguem criar essa esfera emotiva que os faz alavancar para a vida com esplêndida convicção de que podem fazer com ela tudo o que quiserem, e realmente são esses que acabam se destacando no cenário mundial dos feitos inacreditáveis, em todas as áreas da atividade humana. É importante que tenhamos nítidos e bem definidos todos os nossos ideais. E o sucesso vem como resultado da prática do fazer. Temos de ter entusiasmo, otimismo e confiança em nosso caminho.

O limite do alcançar está na mesma proporção do seu acreditar. Esse é o cerne do Método Nuno Cobra. Um valioso resgate de nossas raízes, de nossas origens de vencedor, que somos desde o nascimento mas que a castradora sociedade teima em arrancar de nós.

O pensamento é ainda uma forma de comunicação mal estudada pela ciência e por isso o sincronismo da vida é considerado "coisa mística" por muita gente, além de levado pouco a sério. Estamos todos sincronizados com o Universo, mas poucos desenvolvem esse fabuloso aparato dado ao homem justamente porque lhes falta o equilíbrio. Por isso o meu método se funda na premissa de que a vida conspira a nosso favor, embora, infelizmente, como fomos criados por uma sociedade anulante, acabemos conspirando contra nós mesmos. E vai sempre acontecer aquilo em que você acreditar.

Medo, insegurança, vacilação: por isso o homem é tão pequeno em relação às suas reais possibilidades. Eu, que participei tão de perto, vendo a vitória de muitas pessoas sobre seus arraigados princípios de derrotados perenes, sei da força que cada um de nós traz no fundo da alma. Lá dentro, bem lá dentro, conservamos o embrião da vitória, embora já quase apagado na maioria das pessoas. Mas ele está lá, com a sua pujança, esperando o toque que o potencialize. Precisamos apenas colaborar, entrando na luta com coragem e decisão para transformar nossos hábitos anulantes em perspectivas prósperas e vencedoras.

Eu mesmo sou a maior prova da sincronicidade da vida, pois tudo transcorreu para mim num encadeamento notável de eventos. Nada fiz para que tudo acontecesse como aconteceu, simplesmente me coloquei em equilíbrio e aberto ao que se apresentasse, envolvido na dinâmica do fazer – e os fatos foram se desenrolando, eloquentes, no rolar da minha própria existência.

Nenhum planejamento teria me levado aonde cheguei. Por intrincados caminhos, cada segundo dessa incrível trajetória foi dando sentido e definindo os rumos da minha vida. E nada poderia ser tão perfeito como foi. Simplesmente acontecia de eu estar no lugar certo, no momento exato, entregue apenas ao envolvimento apaixonado com a vida, vivendo o mais intensamente possível cada momento, totalmente dentro da ação presente, sem me importar com o próximo passo à frente. Posso lhes dizer que sempre percebi atento o desfiar desses elos da cadeia de fatos ao longo dos dias e anos da minha jornada.

O sincronismo não é mágica da vida para uns poucos privilegiados. Esse notável fenômeno está presente em todos nós. Observe que quem projeta, na vida, desânimo, problemas, incertezas, pessimismo, é isso que terá como resultado. O Universo é mental. O que você lança, volta. E os poucos que veem as coisas acontecerem são os poucos que superaram o Tripé da Anulação e pensam a favor de si próprios. Fui testemunha disso por tudo que vi ocorrer de deslumbrante em cada um de meus pupilos.

O sincronismo já foi muito estudado por Jung.* É um tipo de coisa que acontece com todas as pessoas sempre, todos os dias. Uns percebem mais, outros menos, alguns ignoram. Mas quem confiar nessa "mágica" que nos põe em sincronia com o Universo terá mais chances de levar seu barco, navegando a favor dos ventos, até o porto desejado.

---

* Carl Gustav Jung, criador da psicologia analítica.

Depoimentos de alguns pupilos

Capítulo X

- Fábio Caldas Tôrres
- Marie Isabelle Allain Leonardos
- Marcos Antonio Russi
- Artur Kalaigian
- Ana Mesquita
- Ariel Adjiman
- Ruth Schenkman
- Carlos Alberto Felippe

Lá está o futuro,
não sabemos o que nos espera,
que surpresas estão por vir.
Não adianta pensar
nem se preocupar...
Você não pode resolver
o que não aconteceu.
Por isso viva o aqui e o agora,
faça as coisas acontecerem já.
O futuro se faz hoje...
O passado já foi!
Não se prenda a coisas
que já não existem e que não
mais voltarão.
O passado é bom como referência.
Assim, cada dia
será uma aventura, um desafio,
uma experiência
que sempre valerá a pena viver.

A experiência da transformação

Sempre fui extremamente tímido, falava para dentro, não conseguia dizer não às pessoas, mesmo que isso pudesse me atrapalhar. Não me sentia à vontade em ambientes públicos nem tinha boa concentração. Esse é um retrato exato e sucinto do meu modo de ser até uma certa época, mais exatamente até o momento do Nuno entrar em minha vida.

Moro no Rio desde os 2 anos e foi nessa cidade que comecei, aos 15, a correr de *kart* profissionalmente. Deixei de estudar nessa época, por sugestão do meu pai, já que não era mesmo um bom aluno, tinha repetido de ano e não gostava de estudar.

O que meu pai esperava de mim era apenas dedicação e seriedade nesse projeto que estávamos começando. Dediquei-me exclusivamente ao *kart*, treinando de segunda a sábado, inclusive em dias de chuva, participando de até quatro corridas por mês.

Meu pai sugeriu, depois de ter lido uma reportagem sobre o trabalho de preparação física e mental que o Ayrton Senna realizava com o Nuno Cobra, que o procurássemos para que eu realizasse um trabalho específico com ele.

Antes de conhecer o Nuno eu pensava que esse trabalho seria apenas em termos físicos, ou seja, algo que desenvolvesse e fortalecesse o meu corpo. Inclusive porque essa era a visão que eu tinha da maioria dos preparadores físicos que conhecia. Foi aí que vi que eu estava completamente enganado.

O Nuno me mostrou que as metas e os objetivos a alcançar – e se possível a superar – deveriam ir muito além disso. Ele disse que o meu sucesso não dependia apenas de criar uma estrutura física forte. Era preciso também criar uma base mental estável e saudável, unindo esses dois elementos para produzir uma pessoa capaz de superar desafios antes considerados impossíveis de transpor.

Confesso que no início achei aquilo tudo muito interessante em termos teóricos, mas não conseguia visualizar como seria possível colocar em prática tais ideias. Eu era muito novo, estava com 15/16 anos, e não entendia muita coisa do que ele tentava me transmitir, principalmente sua crença de que só é possível criar um espírito forte e vencedor a partir do trabalho com o corpo.

Apesar de não ter acreditado muito, me dispus a desenvolver o que ele propunha e, com o tempo, novamente tive a sensação de ter me enganado mais uma vez.

Conforme fui avançando e me aprofundando no método do Nuno, fui conseguindo encontrar dentro de mim um outro Fábio. Mais determinado e seguro, eu já podia notar as mudanças que estavam ocorrendo internamente, apesar de não saber como o Nuno conseguia isso. Era engraçado, porque, algumas vezes, eu contava para ele das minhas dificuldades em realizar algo e com apenas alguns minutos de conversa já me sentia mais tranquilo e convicto de que seria capaz de fazer o que desejava.

Ia a São Paulo uma vez por semana. No início do trabalho, já ia pensando em voltar, pois os testes que fazíamos eram muito exigentes, tanto física quanto mentalmente. Eu queria sempre correr para melhorar o tempo que havia feito anteriormente, coisa de piloto, e percebia que a frequência cardíaca melhorava antes, durante e depois da corrida. Era um treinamento para melhorar minha capacidade cardiovascular e respiratória. Eu sentia, entretanto, que a minha parte mental era muito mais exigida que a física.

Muitas vezes, ainda no começo ou mesmo no meio da corrida, já me sentia cansado, acreditando que não chegaria ao final, mas sempre me suplantava. Esse cansaço, que deixava minha musculatura tensa e contraída, estava ligado ao meu estado emocional – eu sabia que tinha de aprender a controlar minhas emoções para não atrapalhar o desempenho físico.

É claro que depois dos exercícios me sentia satisfeito, já que na maioria das vezes o meu desempenho era melhor em relação ao teste anterior. Mas eu achava que jamais conseguiria gostar de correr.

Quanto à alimentação, consegui me adaptar bem, assim como à ideia de ter que dormir cedo, mesmo porque eu levantava com o dia e chegava à noite cansado do treino, sonhando com a cama.

Até que resolvi abandonar o *kart*, pensando em disputar uma outra categoria, a Fórmula BMW, em que os custos eram muito altos e eu necessitava de patrocinador, que ainda não tinha. Acontece que essa fase coincidiu exatamente com a do *impeachment* do [ex-presidente] Collor. Em meio à instabilidade e insegurança que tomou conta da economia do país, ficou praticamente impossível conseguir uma empresa disposta a investir 200 mil dólares em uma temporada de Fórmula BMW.

Sem possibilidade de obter um patrocinador, acabei deixando o automobilismo de lado. Mas hoje vejo que o trabalho do Nuno não estava voltado apenas para o automobilismo e sim para toda a vida. Minha grande descoberta foi perceber que seu método se assenta neste princípio básico: procurar modificar e/ou criar um comportamento que torne possível o indivíduo desenvolver-se espiritualmente. É claro que para isso é necessário que o corpo espiritual da pessoa seja trabalhado junto com o físico. Por isso vejo o Nuno mais como um guru, um mentor, que se preocupa em buscar e criar em cada um de seus pupilos uma pessoa espiritualmente mais saudável.

No meu caso, devo hoje minha maneira de ser a três fatores indissociáveis:

1) À formação dada pelos meus pais.

2) A mim mesmo, já que me propus aceitar o desafio de buscar uma transformação.

3) Ao Nuno Cobra.

Sinto que o meu modo de vida e o meu comportamento atualmente são reflexos dos hábitos que adquiri e desenvolvi desde a época em que conheci o Nuno. E tenho certeza de que isso me acompanhará pelo resto da vida. Sou extremamente caseiro, não curto muito a vida noturna, como a maioria das pessoas da minha faixa etária curte. É comum eu preferir dar uma corrida nos finais de semana a ir a uma boate...

Quando estou correndo me sinto tão concentrado que, às vezes, alguns amigos me veem, falam comigo e eu nem reparo. Ao terminar a corrida, sinto um bem-estar tão grande que até as pessoas mais próximas reparam que fico diferente, mais alegre e relaxado. É interessante, porque eu achava que jamais gostaria de correr. Hoje pratico exercícios seis vezes por semana e, desde que comecei esse trabalho, o máximo que fiquei sem fazer nenhum treino físico foram quinze dias. Quando viajo, a primeira informação que procuro obter é sobre se tem um local próximo onde possa correr. Certa vez viajei e fiquei quatro dias sem poder fazer nada. Então ficava levantando mala no quarto do hotel, fazendo flexões e abdominais e corria em uma estrada.

Sigo as instruções alimentares do Nuno até hoje e jamais tomei um copo de cerveja ou qualquer outra bebida alcoólica (não tenho nada contra quem bebe, simplesmente não desenvolvi esse hábito). Muito do que o

Nuno me ensinou ainda utilizo no meu dia a dia, já que sou piloto de helicóptero e necessito de um comportamento semelhante ao de um piloto de corrida. A tranquilidade e a concentração são pré-requisitos na minha profissão e acho que para muitas outras coisas na vida. Quero deixar claro que, quando falo no trabalho do Nuno, me refiro a toda a sua equipe, já que ele não tinha condições de estar todas as vezes comigo. Eu não poderia deixar de falar no Wagner Cobra, que me acompanhou e me incentivava bastante.

O trabalho com o Nuno é muito diferente. Com ele não tem cobrança de resultados e desempenho. Ele ensina a viver de maneira balanceada e intensa, entregue a cada momento. Foi tão forte essa experiência em minha vida, que hoje faço o curso de Educação Física na Universidade Estácio de Sá, no Rio. Preciso falar mais sobre a influência do Nuno sobre mim?

Fábio Caldas Tôrres,
Piloto de helicóptero

"Eu tinha um problema no joelho que ninguém conseguia resolver."

Sempre fui uma pessoa ativa, pratiquei esporte desde criança sem nunca ter a pretensão de ser profissional. Fiz um pouco de tudo, bem polivalente. Ocasionalmente, porém, sentia uma dor no joelho direito; nada muito grave até que, na adolescência, essa dor foi piorando. Aos 15 anos procurei um médico e ele pediu para eu fortalecer os músculos.

Com 23 anos fui morar nos Estados Unidos e lá consultei um médico que me indicou cirurgia. O diagnóstico era que eu tinha problema em uma membrana que existe na articulação do joelho e se chama "plica", que, quando a pessoa cresce, normalmente desaparece. Mas em alguns casos essa membrana permanece e pode ser pinçada, quando há pouco espaço na articulação, provocando inflamação e dor. Por conta disso, nunca me senti confortável com meu joelho.

Acabei fazendo a cirurgia, mas depois é que o negócio complicou. Além da perna começar a atrofiar, perdi o controle da contração muscular e fiquei desesperada.

Procurei o médico novamente. Ele disse: "Olha, Isabelle, desculpe, mas 30% das cirurgias dão errado e a sua, infelizmente, deu azar". Deixou-me literalmente na mão.

Entrei numa depressão muito grande. De volta ao Brasil, rodei São Paulo, procurei vários ortopedistas e todos queriam operar o meu joelho, mais como curiosidade do tipo "vamos ver o que tem aí...".

Nessa altura, eu já não podia fazer nenhum esporte, nem nadar. Mais nada! E como protegia demais a perna direita, ela atrofiou. Ficou muito mais fina do que a esquerda e eu não podia mais dobrar o joelho até o fim. No meu casamento, quando o padre mandou: "Ajoelha", eu lhe disse: "Não vai dar, padre, eu tenho de ficar de pé".

Fui aprendendo a conviver com isso, mas frustrada. Até que um dia falei: "Não é possível, isso deve ter uma solução". Eu lia muito sobre times de futebol, sobre as pessoas que lidavam com os atletas, e o Nuno Cobra me chamou a atenção porque algumas vezes eu lia reportagens sobre ele e vi o trabalho que fazia com o Ayrton Senna. A essa altura eu já tinha 30 anos.

Meu marido também se interessou e começamos juntos o trabalho, orientados pela discípula de Nuno, Silvia Risette. O Ricardo começou do zero; eu, do menos dez, porque tinha de ganhar confiança de novo na perna. Mas a Silvia soube me impregnar do Método Nuno Cobra, dedicada, metódica e muito criativa.

Foi uma coisa gradativa. Eu só podia alongar e caminhar, morrendo de vontade de fazer alguma coisa mais forte, mas tinha de ser devagarzinho e ter aquela paciência de ficar nos exercícios para fortalecer a musculatura.

Comecei com meia hora de caminhada, depois quarenta minutos, uma hora, aumentando a velocidade até chegar ao quase trote, que demorou muito para acontecer. O Ricardo já estava correndo, enquanto eu fazia a musculação fisioterápica com exercícios "isométricos" (manutenção de peso, provocando contração do músculo, ainda que sem movimentá-lo) durante um bom tempo, acho que por uns seis meses.

Somente depois disso é que comecei a fazer musculação, orientada pelo Nuno e pela Silvia. Aí vi quanto estava com a musculatura fraca, porque não conseguia colocar nenhuma carga. A cada três meses recebia a orientação de um novo exercício, que fazia no momento do dia que me era mais apropriado.

A filosofia do Nuno é essa, você tem de fazer por sua conta. Ele dá os instrumentos, mas a gente é que deve agir. Por isso nem o Nuno nem sua discípula fazem o trabalho junto com você. Quer resolver o seu problema? Vá lá e faça, ninguém vai fazer em seu lugar.

O trabalho que o Nuno desenvolve é uma coisa global, digamos assim. Ele procura trabalhar tanto a parte cardiovascular e muscular quanto a mental e emocional, ou seja, é um trabalho de qualidade de vida.

É para você se sentir bem e poder viver o dia a dia corrido sem tanto estresse. Se eu não tivesse o preparo físico que adquiri com o Método Nuno Cobra, não sei quanto tempo teria aguentado o pique do meu trabalho em propaganda.

Então eu fazia a parte cardiovascular, que era a caminhada, depois o trabalho muscular localizado e o alongamento.

Nessa época trabalhava como uma louca, então tinha de acordar muito cedo para conseguir fazer tudo isso – e ainda tinha um filho pequeno.

Mas o que me dava força para aguentar o ritmo é que logo a gente vê as alterações acontecendo no corpo. E do estado que eu estava antes ao que estou hoje, nossa! São anos-luz. Eu dobro o joelho, faço coisas que jamais ousaria fazer. Estou totalmente recuperada.

Não posso, por exemplo, esquiar na neve. Claro que não vou arriscar todo esse trabalho que fiz porque sei quanto demora para recuperar a musculatura. Nem vou fazer nenhum esporte radical. Mas agora eu corro quatro vezes por semana.

Demorou para eu começar a correr. Foram quase dois anos de trabalho até chegar a esse ponto. No início, fiquei naquele trotinho "sem vergonha", que todo mundo olha sem saber se você está andando ou correndo. Em seu método, o Nuno chama de "corrida intermediária".

Foram quase três anos de treinamento. Mas um dia o Nuno me falou: "Se quiser, você agora pode correr a maratona de Nova York". Ele botou a cenoura na frente da ariana e é claro que, provocada, reagi: "Agora eu quero".

Tinha aproveitado muito do seu método, me submeti a um treinamento sério de sono, alimentação e corridas e lá fui. Sou muito intuitiva, aprendi a perceber meu corpo e a conhecer meus limites e fui descobrindo por tentativa e erro, acho que é o melhor jeito. Corri a maratona, ganhei medalhinha e tudo, mas o mais importante é que foi um inesquecível feito de superação – levando em conta o joelho que eu já não tinha aos 30 anos.

Para mim, completar a maratona de Nova York teve um sabor extremamente especial, porque, até os 30 anos, os médicos não sabiam o que fazer com meu joelho e esse feito de correr 42 quilômetros me fez forte. Graças ao trabalho com o Nuno, voltei a ser uma pessoa normal, sem nenhuma restrição física, o que tem um valor emocional, mental e espiritual inigualável.

Adotei o Método Nuno Cobra inteiramente. Durmo cedo, cuido muito da minha alimentação. Acho que a gente não pode ser radical, que se deve levar tudo em equilíbrio, que é justamente a filosofia dele. É o equilíbrio da mente, do corpo e do espírito, pela meditação. Justamente aquela coisa de chegar ao espírito pelo corpo, o que faz muito sentido. Acho que a cabeça é muito importante, porque é ela que regula tudo. Se a cabeça está boa, até a gordura que você come vai lhe fazer menos mal; não digo que não faça mal, mas fará menos mal.

De certa forma, você implanta essa filosofia para o resto da vida. Você já sabe que, se dormiu tarde, vai acordar cansado, que o seu batimento cardíaco será mais rápido, então vai tentar compensar no dia seguinte, dormindo mais cedo. Eu adoro dormir cedo, sou diurna. Ponho as crianças para dormir às 8h30 e às 9h30 estou dormindo.

Mas seu método, além de ser muito responsável por minha cura, foi responsável por uma total mudança em minha vida. Ele não só me ajudou a superar o problema do joelho, como me permitiu ver que eu antes não tinha qualidade de vida.

Trabalhar sempre foi superimportante para mim. Estudei para isso, sou muito boa na área de criação em propaganda e, por tudo isso, foi muito difícil tomar a decisão de parar de trabalhar. Mas comecei a me questionar: por que ficaria me matando para ganhar um salário que, aliás, era muito bom mas que, na verdade, do jeito que eu estava vivendo, podia servir para pagar apenas a conta do hospital? As pessoas não valorizavam o meu trabalho, eu não via mais meu marido, meus filhos, estava estressada, enlouquecida, e pensava: "Amanhã eu morro e não aproveitei minha vida".

O problema do joelho, na verdade, acabou sendo o meio para eu chegar a uma decisão maior de vida. Parei de trabalhar em propaganda, quando já estava nisso havia dez anos, porque percebi que tinha de baixar a poeira para ver onde eu estava. Sabe quando você está no meio de uma enxurrada, sendo arrastada, sem a menor ideia de para onde está sendo levada? Foi então que decidi pular fora para ver onde queria ir. E é o que estou fazendo hoje. Me dando um tempo para decidir. Antes de conhecer o Nuno, não me dava nem espaço para pensar em alternativa, não me permitia pensar nisso.

Marie Isabelle Allain Leonardos,
Publicitária

"A grande vitória foi salvar meu coração."

Desde os 16 anos trabalho na empresa da minha família, dez lojas de supermercado em Jundiaí, São Paulo. É um trabalho agitado, tenho um dia a dia muito corrido, principalmente depois que passei para a área comercial em 1989, com quase 20 anos.

Trabalhava o dia todo e fazia faculdade à noite e, pela idade, claro que comecei também a ficar na rua até tarde. Então já dá para imaginar como era a minha vida. Não demorou, comecei a me sentir estressado, uma coisa até precoce para a minha idade.

Com 22 anos comecei a ter problemas de saúde, a sentir uma ansiedade muito grande, passei a sofrer de insônia – tudo resultado da correria, daquele ritmo acelerado. Além de tudo, tenho um prolapso na válvula mitral, que foi tratada e até então não tinha me dado problema. E o que aconteceu? Nesse período entre os 22 e os 25 anos, isso se agravou. Eu sentia fadiga, um cansaço enorme, tinha uma pressa muito grande, ficava inquieto – já eram os primeiros sintomas de algo muito mais sério que estava por vir.

Quando fui ao médico, um cardiologista com quem faço os exames de rotina a cada seis meses, ele fez um eletrocardiograma e, com cara assustada, avisou: "Você está com uma forte arritmia. Teve 37 extrassístoles em um eletro". O normal era ter oito, dez. E completou: "Isto é uma coisa perigosa". Aí ele mediu a pressão, que estava altíssima, 15 por 10, quando o meu normal sempre foi 12 por 7. Quer dizer, o estresse estava afetando outras áreas do coração, além daquele problema que eu já tinha. O cardiologista me deu um remédio forte para baixar a pressão, mais um calmante, enfim, um monte de remédios para controlar meu estado. E me "despachou" com um conselho: "Vou falar uma coisa de amigo pra amigo: ou você para ou vai morrer. Morrer todo mundo vai, mas você vai morrer logo, porque do jeito que está não dá. Você tem que mudar alguma coisa".

Saí do consultório arrasado. A mudança tinha que ser da água para o vinho, o médico até me aconselhou a largar o emprego.

Ele me disse que tudo o que eu tinha era emocional, porque, só dele chegar perto para medir a pulsação, ela já subia. Continuei me tratando com ele, tomando a medicação. Ele me recomendou também fazer exercícios físicos.

Havia treinado caratê até entrar na faculdade, depois não tive mais tempo. Cheguei à faixa marrom na modalidade *kyokoshin*, que é uma modalidade superforte, quer dizer, eu era atleta mesmo até 1990. Nessa época eu tinha um bom equilíbrio emocional. Depois que parei, fui da água para o vinho, fiquei nessa vida acelerada e ganhei peso: de 74 quilos fui para 85.

Eu me dedicava demais ao trabalho. Como recebo muitas ligações, passo o dia inteiro em dois telefones. Não dá nem tempo de parar e pensar no que tenho que fazer; no que acabei de falar, já está tocando outra ligação, já estou falando com outra pessoa, de outro assunto. Fora isso, ainda cuido da parte administrativa do supermercado. Eu vivia num ritmo tão acelerado que quando chegava sexta-feira era um inferno. Eu trabalhava até as 7 da noite e ficava pensando: "Agora só segunda", já ligado no que tinha que fazer na segunda. Eu não conseguia relaxar.

Meu dia a dia era uma loucura: trabalhava até as 6, 7 horas da noite e tinha que ir correndo para a faculdade em São Paulo. E tinha que decidir se jantava ou tomava banho, porque as duas coisas não dava tempo de fazer. Depois enfrentava mais quarenta minutos de estrada e mais uma hora na Marginal para chegar à faculdade. Saía da faculdade às 11 horas da noite todo dia, chegava em casa à meia-noite. Aí jantava ou tomava banho, dependendo do que eu tinha feito antes. Era muito louco, era muita carga.

Eu sabia que tinha que fazer alguma coisa, tomar uma decisão.

Procurei uma psicóloga, fiz relaxamento. Fui a um neurologista, tomei umas vitaminas, mas é aquela coisa: as drogas que eu tomava me deixavam meio apático, meio apagado, era uma coisa para reduzir o nível de ansiedade. Quer dizer, se conseguia reduzir a ansiedade também não tinha mais sentimento nenhum. Podia ser uma comédia ótima que eu não achava a menor graça, não dava risada, eu estava meio em órbita, vivia meio dopado.

Comecei a fazer exercícios de relaxamento com a psicóloga, mas não bastava. Eu parava, passava três meses, estava de novo no mesmo esquema. Nessa altura, minha esposa engravidou, íamos ter um casal de gêmeos. E o que aconteceu? Comecei a pensar coisas do tipo: "Eu não sou um cara legal". Se não achava a minha vida legal, o que ia transmitir para essas crianças?

Estava num nível de desgaste absurdo. Quebrei um celular, o meu primeiro celular, em sete partes. Precisava falar, tentava ligar e não conseguia falar... Joguei no chão e pisei em cima. Estava num descontrole total – e nunca fui assim, nunca agredi ninguém. Fiquei desesperado e decidi: "Agora tenho que fazer alguma coisa".

O que vou fazer? Já tinha tentado de tudo, psicólogo, neurologista, cardiologista e todos os "istas" que tinham, e não deu em nada. Lembrei-me então de ter lido alguma coisa do trabalho do Nuno Cobra numa revista e visto uma entrevista na tevê. Quando comecei a fazer o balanço, "o que é que eu vou fazer?", lembrei-me dessas reportagens. Estava disposto a mudar de qualquer forma. Não dava mais. Eu havia chegado ao limite. Não sentia mais o cheiro das coisas, não sentia fome e não sentia gosto. A minha cabeça estava sempre em outro lugar, nunca no que eu estava fazendo. Tomava banho e não percebia que tinha tomado banho. Nesse estado, se o seu negócio é telefone, você desenvolve a audição, o resto parece que apaga.

Decidi: "Agora preciso me encontrar e me tornar uma pessoa melhor". Fui atrás do Nuno. Peguei o telefone na revista, liguei, marquei e fui para São Paulo. Conversamos um tempão e ele é daquelas pessoas que abraçam, é caloroso, você se sente em casa. De cara começou a me falar que não adianta tratar só a cabeça, tem que tratar o corpo também. "Se você estragar o seu corpo, o que vai acontecer? Você precisa se cuidar porque senão você não vai ter energia. É igual a um carro de Fórmula 1, tem tratamento especial para correr mais, é químico. Se você comer um alimento melhor, mais energético, vai ter mais disposição; ao contrário, se comer uma coisa gordurosa, pesada, vai consumir energia e terá menos disposição". Então tudo é trabalhado junto, seu corpo, sua cabeça, seu espírito e sua emoção. Achei interessante. Pensei: "Tem lógica".

Eu normalmente tratava a cabeça ou tratava o corpo, cada hora uma coisa. É como dizem: "A corrente tem a força do elo mais fraco", quer dizer, não adianta a cabeça estar forte se o corpo está frágil.

Foi isso que ele me expôs já no primeiro dia. E me avisou: "Ninguém vai treinar com você porque essa busca é sua. Você é que tem que ir lá treinar, achar uma motivação dentro de você, porque, se eu for junto, viro a sua muleta. Vou lhe dar os caminhos, falar o que tem que ser feito e avaliar semanalmente. Só que é você que vai fazer, é você quem vai encontrar a sua motivação".

Quando realmente começamos o trabalho, foi o Nuno Júnior que me acompanhou nos programas. Ele é muito zen, passa muita confiança. Ele falou para eu encontrar um tempo para mim. Pelo menos uma hora, três ou quatro vezes por semana. Arrumei uma hora na segunda, na quarta e na sexta. E foi aí que tranquei a faculdade. Nesses dias, eu fazia o que ele me passava: "Esta semana, você vai melhorar o café da manhã, começar a comer granola, evitar isso e aquilo". Depois foi o almoço... É bem gradativo. Gradativo mas rápido.

Em três meses, eu já estava cumprindo praticamente tudo. Acho rápido porque na realidade você muda seus hábitos. Por exemplo, muitas vezes eu não tomava o café da manhã, aliás, eu quase nunca tomava. Era uma correria tão grande que eu levantava, tomava banho, saía correndo e depois só ia almoçar e ainda comia daquele jeito: em dez minutos, para voltar rápido para o escritório. Comia alguma coisa à tarde, ia para a faculdade e, à noite, jantava muito tarde. Por isso que eu não sentia fome de manhã e saía sem tomar café. Essa foi uma das primeiras coisas que o Nuno mudou. Ele falou: "Você vai comer até umas 8 horas da noite para ter fome no café da manhã".

Quando comecei a jantar às 8 horas da noite, no dia seguinte, às 7 horas, estava de pé. Não era nem que eu estava acordado, eu estava com fome. Então comecei a levantar e a dormir mais cedo também por causa disso. Depois ele mudou o almoço e o jantar, me propondo variar bem e comer todos os grupos alimentares durante o dia e mais o lanche da tarde, geralmente frutas ou cereais.

Em três meses, eu estava com uma dieta excelente. Claro que tive umas recaídas, dava uma relaxada, comia um chocolate aqui, outra besteira ali, ia dormir tarde, no outro dia já comia diferente – cheguei a sair da dieta uma semana. A tendência é a gente voltar ao padrão antigo. Demora quase um ano para absorver realmente o hábito. Em seis meses, pisei na bola um monte de vezes, mas sempre voltava ao caminho certo. Eu via os resultados e falava: "Não, calma, vamos começar de novo", e recomeçava do zero. A parte mais difícil foram essas recaídas, em que perdia o fio da meada.

Eu sentia a diferença no meu dia a dia, a minha esposa e outras pessoas próximas apontavam: "Você está mais magro, mais alegre, mais isso, mais aquilo". A coisa estava funcionando de uma tal maneira, eu estava me sentindo tão bem que até o meu estômago voltou a roncar de fome, sensação que eu tinha perdido completamente. Até o olfato. Quando ia para a praia, já não sentia mais o cheiro do mar. Cheguei a achar que o mar tinha perdido o cheiro característico, que tanto me marcou na infância. Mas era eu que não tinha mais essa sensibilidade.

Quando comecei a sentir esses benefícios, me senti ainda mais estimulado. É uma conquista que não tem mais fim. Não é uma coisa que alguém está obrigando você a fazer. O Nuno avalia, sim, fala como você está, mas a nota é sua, você se dá. Então não tem mais parada quando você começa dessa forma. Porque não é uma coisa obrigatória. O embate maior é com você mesmo.

Por exemplo, essa coisa de ter que dormir cedo, um dos pontos importantes do método do Nuno. Para mim, a vida era tão corrida, que ele falou: "Não vou obrigar você a dormir cedo, mas você precisa dormir mais cedo. Não às 2 horas da manhã. Tente dormir à meia-noite, às 11 horas. Tente, pelo menos, ter oito horas de sono".

Eu não tinha oito horas de sono nunca. É até uma coisa interessante, porque, quando nasceram meus filhos, acabaram-se as minhas oito horas de sono conquistadas através do Nuno. Só que eu tinha mais resistência para suportar.

Depois de quase dois anos demos o trabalho por encerrado. Foi quando o Nuno me falou: "Agora você já sabe o que tem que fazer. É só continuar e não perder o toque disso". E eu não perdi nunca mais.

Mesmo quando aconteceu de não conseguir fazer as atividades físicas durante a semana, a alimentação, o sono e o fim de semana eu consegui segurar. De alguma forma, eu sempre compensava: "Não deu hoje, vou amanhã". Então fui equilibrando e dei conta de tudo. Sabe por quê? Não era só uma questão de "tenho que cumprir o compromisso com o Nuno". Você começa a mudar a perspectiva de tudo. Então os meus filhos, a minha esposa e a minha casa viraram lazer para mim. O fato de não poder fazer a minha caminhada porque estava brincando com as crianças não me desgastava, não era uma tarefa a mais. Porque, antes, tudo era tarefa, qualquer coisa era uma obrigação. A minha forma de encarar a vida mudou totalmente.

Nos últimos dois meses trabalhamos um pouco a meditação. Eu não tinha tempo para sentar e meditar nunca. Não que não tivesse tempo, eu não arrumava tempo para sentar e meditar, fazer o que tinha que fazer.

Normalmente esse tempo teria que ser em casa e, quando chego, meus filhos pulam em cima de mim. Mesmo assim, no banho ou em algum outro lugar, hoje eu sempre tento dar uma esvaziada. Coisa que antes era impossível. Quando tentava meditar ou quando fazia relaxamento com a psicóloga, meus olhos ficavam tensos, piscando, passava muita coisa na minha cabeça e, de alguma forma, eu abria o olho, ficava inquieto.

Hoje é rápido: é sentar, me acalmar, respirar um pouco e já consigo atingir aquele estado de silêncio interior.

E sabe qual foi a minha grande vitória? Foi o coração. Voltei ao mesmo cardiologista para fazer um novo eletro no último ano de trabalho com o Nuno. Com o resultado na mão, ele me disse: "Não sei o que você está fazendo, mas deve continuar. Não encontrei nada no seu eletro. É incrível, mas você não tem mais nada". Aí ele tirou toda a medicação, a pressão também normalizou, as extrassístoles sumiram. Essa foi a minha grande vitória.

Na verdade, o Método Nuno Cobra não é uma coisa complicada como costuma ter por aí, com essa mania de *personal trainer*, em que se bolam milhares de fórmulas e tratados para fazer uma marca. O Nuno é muito suave. Ele tem uma luz diferente e, na maneira como ele passa seus ensinamentos, a coisa funciona. E funciona porque é simples. Simples como a vida deve ser...

Marcos Antonio Russi,
Administrador de empresa

"É um trabalho tão gradual e natural que se torna uma filosofia de vida."

Procurei o Nuno por causa da minha paixão pelo esporte, que sempre pratiquei desde a adolescência – nunca com pretensões profissionais –, e pela vontade de ter um condicionamento físico legal. Era isso que eu estava buscando. Para mim, o Nuno era um ídolo, meio que por transferência por tudo o que ele já tinha feito no esporte para o Ayrton e tantos outros atletas nossos.

A primeira entrevista já foi totalmente diferente do que eu imaginava. Ele falou não só de aspectos físicos, como abriu inclusive aspectos emocionais. Não era a minha expectativa, como eu disse, pois fui lá procurando um bom preparador físico. Então, naquele momento, ele me surpreendeu. Eu pensei: "Puxa vida, é muito mais". E, de repente, entendi o porquê de o Nuno ter a fama e o nome que tem.

Ele disse que eu não devia esperar resultados de curto prazo e que eu mesmo ia perceber e ter conquistas palpáveis. Saí daquela entrevista já decidido a fazer. Ele me indicou a Silvia Risette, sua única discípula, como minha treinadora, e foi através dela que comecei a me envolver com o Método Nuno Cobra.

Para quem, como eu, sempre teve uma vida ligada aos esportes, pareceu muito lento o que tinha de fazer no começo. Passei um bom tempo caminhando. Eu pensava: "Já fiz tanta coisa e o cara me põe para caminhar?!". Era necessário muito controle emocional para permanecer na frequência cardíaca estipulada como adequada ao meu caso. Por isso que digo que é muito lenta a coisa. Mas hoje posso dizer que são conquistas definitivas.

Naquela época estavam sendo preparados meu coração e minha capacidade cardiorrespiratória, hoje sei disso. Apesar de tudo ser muito lento e gradual, as mudanças são sensíveis. A gente acaba incorporando alguns hábitos novos de forma muito gradativa. Dormir cedo é complicado? É complicado. Mas eu me via às 6h15 da manhã no Parque Ibirapuera, pronto para fazer a minha corridinha. Claro que chegava à noite, eu estava com sono e era um sono gostoso. Não era aquele "ai, tenho que dormir". A coisa é quase automática. No começo era meio assim: "Tenho que acordar cedo para ir treinar!". Coisa que antes eu não fazia de jeito nenhum.

Nunca fui daqueles caras que dormem pouco e acordam bem-humorados logo cedo, não, nada disso.

Quer ver que curioso? O Nuno fazia umas reuniões com seus atletas antigos e novos. A primeira da qual participei tinha umas pessoas com o mesmo perfil que o meu, empresários que relataram coisas assim: "Agora estou correndo não sei quantos quilômetros, fiz tantos quilômetros...". O Nuno nunca foi de perguntar: "Quanto você correu ou em quanto tempo você correu?". Não era essa a sua preocupação. A preocupação dele sempre foi o coração e a cabeça. Mas eu olhava para esses caras e pensava assim: "Meu Deus do céu, como é que esses caras conseguem correr tantos quilômetros e dispor de tanto tempo para praticar? Eles não trabalham? Onde eles arrumam tempo?". Depois vi que vai se arrumando tempo. Se estar às 7 horas para correr não resolve mais a sua vida, você está lá às 6h45 ou às 6h30. Hoje mesmo, eram 6h45 e eu estava no Ibirapuera, o maior frio, mas estava lá. E olhe que eu já "recebi meu diplominha" faz dois anos.

Eu incorporei hábitos. Então são coisas interessantes que você vai sentindo e a disposição é outra. Inclusive a minha qualidade de sono passou a ser melhor. Antes, eu acordava diversas vezes à noite. Mudei também os meus hábitos alimentares e tenho uma alimentação bastante regular hoje.

Então é uma coisa que vai crescendo, você vai vendo em números, porque o Nuno mostra seu desenvolvimento em planilhas. Isso vai dando um bem-estar, uma sensação de que "eu posso ir um pouquinho mais, estou me capacitando, eu sou capaz". E aí vai à luta e vê o corpo corresponder. A calça fecha mais fácil; apesar de eu nunca ter sido gordo, tinha perdido minhas medidas. E tinha também colesterol alto. Quer dizer, tudo isso eu senti logo nos primeiros meses.

Mas a maior experiência foi ouvir de alguém muito próximo: "Você quer me dar o telefone do Nuno, eu estou a fim de fazer". Perguntei: "Estou fazendo há mais de um ano e você nunca pediu, por que está pedindo hoje?". A resposta me deixou arrepiado: "Você está com uma coisa espiritual forte, seu espírito está diferente".

Hoje, os meus filhos também trabalham com o Nuno através da Silvia. E neles eu percebo melhor as mudanças, que não são só físicas. O Nuno tem uma coisa de se preocupar com o ser. É um trabalho gradual, natural e torna-se uma filosofia de vida.

Eu me refiro ao Nuno chamando-o de "mestre". Com ele, ganhei muito mais do que imaginava, tanto que fiz uma maratona. Nunca esteve no meu planejamento correr uma maratona. Foi em Paris, no ano da Copa. Uma coisa maravilhosa! E isso é meu para o resto da vida. Ele me incentivou. Para participar de uma maratona você tem que ter determinação, disciplina, enfim, coisas que fazem muito sentido na metodologia dele. Foi o *top* do meu condicionamento físico e emocional.

Já em relação à meditação, não consegui ter o mesmo grau de desenvolvimento, tenho uma certa dificuldade. Mas tento ter sempre uma coisa positiva na cabeça, isso eu também aprendi com o mestre. Do mesmo jeito que não se deve pôr lixo dentro da gente, comer hambúrguer, etc., não se deve pôr coisas negativas na cabeça. Acho que esse lance que ele tanto prega de ir buscar o espírito através do corpo é uma terapia. E eu não tenho dúvida de que foi, para mim.

No primeiro contato que tive com o Nuno ele me perguntou:

– Você tem uma agenda?

– Tenho.

– Quantas vezes seu nome aparece nessa sua agenda?

– Na minha, lógico que nenhuma vez.

– Quem é a pessoa mais importante na sua vida?

– Os meus filhos.

– E se você não estiver legal?

Ele vai dando umas cutucadas muito boas. Para falar a verdade, eu não encurtei a minha jornada. Eu não trabalho pouco, mas hoje aprendi a encarar o trabalho de outra forma, mais positiva. Dá menos estresse. A maneira como você se relaciona com o trabalho pode mudar. A forma como você delega ou a forma como você cobra do subordinado, também – acho que até isso fui aprendendo com ele. Nunca ouvi falar que o Nuno deu um esporro em alguém. Ao contrário, ele enche de elogios, é de uma habilidade...

Para resumir, no campo material, ter corrido a maratona talvez tenha sido a maior conquista desses meus três anos e meio com o Nuno. Mas a maior conquista mesmo foi o ganho espiritual.

Artur Kalaigian,
Empresário

"Ele me disse: 'Vai lá e atravessa aquele canal!', como se fosse simples."

Demorou muito para eu me decidir a nadar, mas aos 14 anos resolvi começar. Menos de dois meses depois já fazia parte da equipe de natação de São José do Rio Pardo, onde vivia com minha família. Nessa época fiz minhas primeiras travessias – em Ubatuba e em várias represas. Essas travessias são geralmente feitas em circuito e algumas viram até provas bem longas. Mas tive muita dificuldade no começo. Eu não conseguia completar nenhuma prova. O meu problema maior não era resistência física. Era o medo.

Apesar de ser a nadadora em que o técnico mais apostava, eu não conseguia. Ficava muito aflita, me dava enjoo, tinha medo de tubarão, de água-viva... Na verdade, eu tinha medo de tudo, então não conseguia. A cabeça ia contra.

Com 17 anos vim para São Paulo, cursar Educação Física na USP. E não continuei a nadar. No fundo, eu não acreditava que tivesse chance de ser uma nadadora respeitada. Virei sedentária e estava ficando gorducha. E ficava pensando: "Estudar o dia inteiro os benefícios das atividades físicas e virar sedentária é uma vergonha!". É tão vergonhoso quanto ser médico, mandar o paciente parar de fumar com o cigarro na boca. Não dá! Então, como era sócia do Clube Pinheiros, comecei a nadar todo dia.

Logo percebi que, com um pouquinho de treino, já estava nadando melhor do que naquela época em São José. Eu tinha crescido, amadurecido e, quando me dei conta disso, comecei a ficar com vontade de nadar de novo. Aí me veio a ideia de atravessar o Canal da Mancha. Ideia, aliás, que já tinha sido plantada em minha cabeça ainda em São José do Rio Pardo, porque o técnico de lá achava que eu ia me dar bem em travessia. Ele tinha sido treinador da Key France, que foi a primeira brasileira a atravessar o Canal da Mancha.

Quando ele me sugeria isso, eu achava que ele era um lunático. E ficava pensando: "Como é que eu vou ficar embaixo d'água congelando tanto tempo? Imagina, eu não tenho a menor possibilidade". Então, naquela época, a coisa não vingou.

Quando recomecei no Pinheiros e vi que estava nadando melhor, já tinha 21 anos. Estava lá treinando legal mas sem saber o que fazer da vida. Aí decidi: "Ah, vou atravessar o Canal da Mancha, é uma bela ideia".

A reação de 90% das pessoas para quem eu contava era sempre a mesma: "Você está louca! Você quer morrer". E lembravam logo da Renata Agondi, a brasileira que em 1988 morreu de hipotermia na travessia do canal.

Mesmo assim chegou o grande dia... Eu já tinha terminado muitas outras provas menores, mesmo depois de vomitar muitas vezes. Mas no meio do canal falei: "Está demais, não vou conseguir". Eu já tinha nadado umas seis horas e, na metade da prova, no meio do canal, me deu um pavor. Meu técnico era o argentino Claudio Plit, que tem uma superexperiência, e ele estava vendo que eu estava bem, que eu tinha muito para dar ainda. Eu estava com frio, mas estava longe de ter hipotermia. Mas todo medo é paralisante. E o medo de não terminar é ultraparalisante e aquilo me fez somatizar, vomitar. De volta ao barco, depois de um tempo, eu já estava ótima. Eu não tinha nada! Quer dizer, eu estava preparada, dava para continuar nadando. Me faltou cabeça.

Voltei pensando: "E agora? Vou treinar mais um ano e tento de novo ou não?". Cheguei a parar, mas não aguentei e comecei a treinar de novo.

Eu não tinha um técnico. Fazia os meus treinos sozinha. Então fui pedir para o técnico do Pinheiros, que era o técnico da seleção brasileira de natação, me treinar e ele aceitou. Nadei com ele dois meses até que chegou um dia ele me disse: "Com isso que você está nadando, nunca vai atravessar o Canal da Mancha". Quis saber por que e ele falou: "Você treina 8, 10 mil metros por dia e quer fazer uma prova daquele tamanho? E ainda em água fria?". Lembrei-lhe que já tinha feito as Hernandarias-Paraná; a difícil travessia no Canadá, que pouca gente terminou; e que nunca cheguei de uma prova em mau estado. Ele simplesmente respondeu: "É! Você deu sorte. Tinha 10% de chance de conseguir e conseguiu, mas não está preparada para atravessar o canal". Respondi: "Então tá, muito obrigada. Vim buscar confiança e estou conseguindo o oposto disso. Não preciso de um técnico para isso. Prefiro treinar sozinha".

Eu ia para o Canal da Mancha no final de agosto e isso aconteceu em junho. Estava súper em cima da hora. Aí uma prima sugeriu: "Por que você não procura o Nuno Cobra?". Eu já tinha assistido palestras dele na

Educação Física e pensei: "Ele é o máximo, nunca vai treinar uma pobre mortal como eu. Imagina! Ele é o preparador do Ayrton Senna!". Minha prima insistiu e disse que ia pedir para sua irmã, que tinha treinado com o Nuno, para ver se ele falava comigo. Um dia liga lá em casa a secretária do Nuno: "Aqui é da parte do professor Nuno Cobra". Eu falei: "O quê???!!!". Marcamos um encontro – e nisso já tinha se passado mais tempo.

Quando nos encontramos, a identificação foi imediata. Ele entendeu o que eu estava precisando na mesma hora; eu entendi o que ele queria, e como era o seu trabalho. Contei tudo que tinha me acontecido até então. Ele ouviu achando o máximo e disse: "Olha, é muito pouco tempo. Você vai viajar no final de agosto, nós já estamos em julho, mas, mesmo assim, vou começar um trabalho cardiovascular com você porque isso vai ajudar muito o seu coração, é fundamental". Ele queria que eu corresse um pouco, porque, segundo o Nuno, a corrida apoia qualquer esporte.

E foi assim, então, que eu ouvi o Nuno Cobra virar para mim e falar: "Você vai lá e atravessa aquele canal", com tanta naturalidade, como se isso fosse a coisa mais simples do mundo. Na verdade, ele me deu toda a segurança, que era o que eu precisava. Foi aí que ele me fez atravessar o Canal da Mancha.

Nós nos encontramos ainda umas duas vezes antes de eu viajar. Contei para ele da vez que fui até a metade – e a metade é a mais difícil, o histórico de abandono no canal é quase sempre nessa fase. Aí o Nuno falou: "Pensa-se que a metade é muito difícil porque todo mundo chega na metade e fala que ainda falta a outra metade. Isso está errado, Ana. Tem que chegar na metade e pensar: 'Puxa! Agora só falta a metade'. Quer dizer, é uma mudança de enfoque total e sensacional". Isso foi uma das coisas que ele me falou e que lembrei na hora em que estava nadando e, bem no meio, chegou o fiscal da prova e avisou: "*Just middle*" e, nesse momento, lembrei do Nuno imediatamente. Ele tinha me dito também o seguinte: "A Terra é redonda, não é? Então você nada a metade subindo o morro! A outra metade é morro abaixo...". Ele pega umas imagens assim e, com imagens, você mentaliza melhor as coisas. É uma estratégia de mentalização muito legal. Eu rachei de rir, mas até isso foi legal porque, no meio da prova, me lembrei e pensei: "Agora estou indo morro abaixo" e rachei de rir de novo, além de sentir tudo muito mais fácil.

Foi muito legal como ele conseguiu me ajudar a atravessar o canal só na base da conversa. Ele não foi o meu preparador físico, não houve tempo para isso. Se ele tivesse tido tempo de me treinar, com certeza eu teria nadado melhor ainda, quem sabe bem mais rápido. Mas nadei bem: bati o recorde latino-americano "nadando morro abaixo", fazendo em nove horas e quarenta.

O Nuno sempre fala que ele quer chegar ao espírito através do corpo, não o contrário. São poucos os técnicos que trabalham com esse lado mental e espiritual. Para falar a verdade, acho que não conheço ninguém além do Nuno que faça um trabalho desse tipo. Quando os preparadores físicos ou técnicos de algum esporte pensam no lado mental de um atleta, eles pensam nisso como um meio para atingir uma performance melhor. Mas o objetivo deles não é nada além do que um segundo mais rápido, ou o arremessar não sei quantos quilos a mais. A ideia é rendimento. Então é um jeito muito pobre de encarar isso. O objetivo do Nuno não é esse. Ele busca o enriquecimento pessoal! Ele sabe que a maior riqueza é você crescer, é o autoconhecimento.

Tudo isso que se pode adquirir pelo desenvolvimento físico tende a nos fazer entrar em estados de consciência plena ou de iluminação, chame isso como quiser, mais facilmente por causa da condição física espetacular.

Quando o Nuno fala certas coisas, tem muita gente que acha esquisito e acaba achando estranho seu tipo de treinamento. Por quê? Porque o Nuno sabe que para o trabalho dele funcionar ele não pode fazer um discurso técnico e pomposo. Se ele vem e fala tecnicamente tudo de preparação física para mim, eu passo a saber, mas não surte efeito nenhum. Mas conseguir transformar uma pessoa, desenvolver sua autoconfiança, transformar hábitos arraigados como ele faz, nada disso passa pelo conhecimento técnico. Isso é uma coisa interior.

O Nuno é uma pessoa com uma sensibilidade extraordinária. Ele costuma falar: "Eu não faço nada, quem faz é você. Eu só tirei o que estava dentro de você". E isso é muito.

Tem gente que acha que o Nuno está mais para guru do que para treinador físico. Mas não é só isso. O trabalho do Nuno vai muito além. É um trabalho baseado no corpo. Então, nesse sentido ele é um preparador físico, sim, só que ele é um preparador físico ímpar, porque prepara o mental, o emocional e o espiritual.

Hoje já está provado cientificamente o que o Nuno sempre falou: se você traz as decisões para o nível consciente não dá tempo, não pode. Elas têm que ficar no nível cortical, em termos de reflexo. O trabalho de um piloto de Fórmula 1, de um tenista, de pessoas que trabalham com movimentos muito rápidos, é uma coisa de reflexo. O trabalho do Nuno faz essas pessoas entrarem num nível de concentração tão alto que, como elas já sabem o movimento, não precisam pensar no movimento, elas fazem o movimento automático e não deixam o consciente atrapalhar. Não pode estar consciente, tem que estar em alfa. E o Nuno já falava isso muito antes de a ciência descobrir que funcionamos assim.

No meu caso, era o contrário: eu tinha tempo demais para pensar, o que é bom, mas dá para pensar muita besteira também. Então, se eu não conseguisse estar sob controle, ou seja, de preferência meio em alfa, eu teria tempo para ter medo, pensar no tubarão, se não vou gelar daqui a pouco e entrar em hipotermia... Atingir esse tipo de controle, na verdade, é importante para qualquer um. É fundamental para a vida cotidiana, para o atleta, para qualquer pessoa, enfim.

Ana Mesquita,
Professora universitária

"Os ensinamentos que ele me deu não têm preço."

Minha paixão mesmo, desde os seis anos de idade, é montar a cavalo, tanto que faço hoje o que se chama enduro a cavalo. São provas de velocidade. Comecei com 15, 30 quilômetros e hoje faço 160 quilômetros.

Comecei brincando com meus filhos. Tenho um casal e sempre que participava de uma prova eles estavam junto. O que foi muito bom para nós três, pois perdi minha esposa há onze anos e foi um jeito de termos uma atividade em comum. Ficamos até famosos por sermos uma dupla de três. A gente nunca se classificava, mas era divertido e muito bom.

Com o tempo fui melhorando, aprendendo, entendendo – e as distâncias foram aumentando: 30, 40, 50 quilômetros. Só que chega uma hora que você tem que se preparar, senão não aguenta.

Eu não fazia nenhum treino, alongamento, nada. Mas comecei a ver que tinha necessidade de me preparar porque pus na cabeça que ia disputar o Campeonato do Mundo em 1998. "E, se quero disputar a prova, preciso de um suporte físico, então vou procurar um treinador", pensei.

Eu sempre ouvia falar do Nuno através de um amigo que fazia o trabalho com ele. Então o procurei e marcamos uma entrevista. Lembro-me muito bem que, assim que ele começou a falar, pensei: "Meu Deus do céu! É disso aqui que eu preciso". Depois ele me apresentou seu filho, o Renato, com quem, na verdade, eu desenvolvi o trabalho. Ele era apaixonado pelo que fazia e me passava muita força.

Esse trabalho começou em 1996 e durou dois anos. Eu me encontrava com o Renato uma vez por semana, mas o Nuno deixou claro, desde o começo, que eu teria que fazer tudo sozinho.

Como nunca tinha feito um trabalho físico tampouco alongamentos, o fato de ter sido uma coisa gradativa acho que me deu forças. Comecei caminhando, depois correndo muito leve e finalmente correndo, mas sempre numa faixa de frequência cardíaca bem baixa. É preciso uma cabeça muito forte para manter esse ritmo tão lento que o Nuno me impunha no início. Isso foi me dando uma paz e uma consciência muito grande do que fazer e de como fazer.

A evolução começa a aparecer até na maneira como você respira, pela sua disposição para comer, dormir – tudo muda e sem sacrifício nenhum. Eu parei com o café, passei para o chá e a tomar água quatro vezes ao dia – eu nunca tinha bebido água durante o dia. Todo esse meu treinamento constituiu-se basicamente de água e sono.

Naturalmente mudou também a alimentação, eu comia carne vermelha, apimentada, comecei a comer peixe, frango. Mas o gostoso é que, se acontecia de ter churrasco um dia, eu ia, comia um pedacinho, não era aquela privação. A carne de porco eu tirei definitivamente. Adoro, mas não sinto falta.

Eu não era gordo, mas bebia bastante. Principalmente uísque, que sei que é um veneno. Ele sugeriu: "Em vez de uísque tome um copo de vinho".

Nessa época eu saía muito, dormia pouco e fui achando que tinha que fazer essas mudanças mesmo. O Nuno nunca tentou me convencer de nada, era uma coisa tão natural, tão calma. Aliás, a calma que ele me passava foi uma coisa importante para mim, principalmente na competição, onde é fundamental ter concentração. Quando comecei a usar o método dele durante as provas, me lembro que a TV Globo veio filmar, e perguntaram espantados: "O que você está fazendo?", porque ninguém fazia alongamento antes.

Normalmente a gente ficava junto com o cavalo e o Nuno me dizia: "Larga o cavalo, vai andar". Então eu ia andar dez minutos, depois voltava para o lugar, respirava. Só esse fato de respirar já dá uma acalmada, uma oxigenada no cérebro e você já passa a pensar, refletir e ver o que pode fazer. Então eu tive muito isso, tive provas em que estava cansado e que eu me lembrava do Nuno e pensava: "Não vou parar, eu não posso parar".

Ele também me ensinou a dormir. Sou um cara superansioso e consegui ficar mais relaxado. Quando tinha prova eu dormia dez minutos, simplesmente fechava os olhos e dormia. Isso evoluiu tanto que depois eu conseguia dormir no meio da prova. Tinha paradas de uma hora, eu deitava e dormia. Isso é uma coisa muito difícil de alguém fazer porque você está excitado, dolorido, afobado, mas era fantástico.

Hoje várias pessoas treinam e se cuidam fisicamente, mas tenho certeza que fui o primeiro. Quando comecei esse trabalho todo mundo achava engraçado. Um ano depois, pela primeira vez, fui fazer uma prova de 160 quilômetros. Levei 23 horas, uma coisa alucinante. É a prova mais difícil do mundo. Você sai de uma cidade que fica entre o Estado de Nevada e a Califórnia, nos Estados Unidos, percorrendo vales e montanhas, é um espetáculo. A minha vontade de chegar era tanta que o meu cavalo cansou. Eu desci e o bicho não andava. Ainda não tinha escurecido e eu já tinha feito umas catorze horas. Eu falei: "Não é possível que eu tenha que parar por causa do cavalo". E comecei a empurrar o cavalo morro acima, "vai, anda, vai, vai...". Foi muito engraçado. As pessoas que passavam não acreditavam, mas eu consegui terminar a prova.

Mas veja a evolução: o Campeonato do Mundo foi uma prova no deserto, nos Emirados Árabes Unidos, e nessa eu levei treze horas. Fui superbem preparado. Aí já corri para competir. A equipe de brasileiros ficou em sexto lugar, foi o melhor resultado do Brasil.

São provas muito duras, o corpo sofre bastante. A largada é às 5h30 da manhã e você chega a hora que Deus quiser... Se chegar, não é? A última prova que fiz foram 120 quilômetros, e terminei inteiro. Estava cansado, mas foi até engraçado porque terminei em quinto lugar. Fazia um ano que esse meu cavalo não corria, então, para mim, foi um resultado excepcional. Ainda mais considerando que o quarto, o terceiro e o segundo colocado, somando suas idades, não davam os meus 50 anos.

O Nuno me ensinou a acreditar que posso vencer. Quando eu pensava em correr 160 quilômetros a cavalo, o próprio Nuno se espantou: "Nossa, você está louco, mas você vai fazer, eu não tenho dúvidas". E me disse uma frase que não me saiu da cabeça, que é:

1) Você vai conseguir. Não interessa como, mas vai conseguir; e

2) Vá sempre vencendo as distâncias pouco a pouco.

Isso me ajudou muito a enfrentar os 160 quilômetros da prova. E teve mais uma coisa que aprendi com ele: "Primeiro você faz os vinte, que é fácil. Depois, nunca pense 'faltam 140', mas 'caramba, já fiz vinte'. E isso funciona para tudo na vida, não é? Parece que não, mas faz uma diferença absurda. Principalmente acreditar que você vai conseguir".

Meus amigos até perguntam: "Como você consegue resolver os seus problemas dando risada?". É um certo exagero, é verdade, mas eu sempre vejo o lado bom das coisas.

O problema é que a gente não para, se estressa, acha que não vai dar tempo, entra em desespero. Pô, tem que dar! Se eu não montasse a cavalo, já teria me matado. Mas consegui uma grande coisa quando pus na minha cabeça disputar o Campeonato Pan-americano – fui campeão brasileiro em 1998, aos 48 anos!

O Nuno me ensinou a constância. Fui vendo que eu estava evoluindo sem forçar, sem me machucar, sem maltratar o joelho e, com o desenrolar do trabalho, pude aumentar o tempo de corrida até chegar a correr uma hora. Isso foi uma das coisas que me fizeram ser campeão brasileiro, porque eu montava sem abusar do cavalo. Tinha gente que corria 18 quilômetros por hora, depois caía para 13 por hora; eu corria 14 quilômetros por hora, do começo ao fim. Saía em décimo quinto e chegava em primeiro, porque as pessoas corriam e o cavalo ia acabando, enquanto eu completava a prova.

O Nuno nunca havia treinado ninguém para corrida de cavalo. Eu expliquei para ele o que fazia, como fazia e ele montou um treino especial para isso. Se tem uma subida, o meu preparo físico me leva a descer do cavalo e a correr ao lado ou atrás, segurando-o pelo rabo, poupando assim o animal.

Continuo montando, mas não disputo mais mundial, campeonato brasileiro, cansei de competição. Hoje, literalmente, me divirto. Vou às provas que quero com os meus amigos. Então, com o Nuno, nada foi estressante, nada!

Uma das coisas do Nuno que sempre admirei é seu gosto pela natureza, pela terra, pela árvore. Sempre gostei disso. Eu treinava em parques porque academia é um negócio chato, oba-oba, o cara não sabe nem o que está fazendo e nenhum profissional ali tem a mínima noção do que está se passando com você.

Esse negócio de cavalo é porque eu gosto da natureza. Eu monto em pelo, faço o que quiser. Você imagina o que é galopar sozinho no deserto? Teve uma cena em que estávamos cinco: dois belgas, um alemão, um português e eu. Vínhamos galopando no final da tarde, o sol se pondo, disputa do Campeonato do Mundo e nenhum deixava o outro passar. Aí começa o pôr do sol, vem uma energia, uma coisa e, sem ninguém falar nada, o galope foi diminuindo, diminuindo, diminuindo: nós cinco paramos. Isso não é brincadeira. Até que alguém lembrou: "Pô, estamos no

Campeonato do Mundo, vamos embora!". E continuamos a competição. Foi maravilhoso.

Posso dizer tranquilamente que, se eu não tivesse conhecido o Nuno, não teria feito o que fiz. Poderia até ter um treinador, mas com certeza teria me machucado, com certeza. Porque a grande coisa do Nuno é o treinamento feito especialmente para você. Numa academia, e eu passei por isso, o cara dá atenção para você, para a pessoa do lado, é tudo a mesma coisa. Ele não quer nem saber o que você faz, qual é o seu esporte. O enfoque do Nuno é muito diferenciado, ele dá a direção, a orientação e o apoio.

Além do que, ele não faz com você nem faz por você. Tem muita gente que não consegue fazer se não tiver alguém obrigando. É aí que entra a filosofia dele, do "vai e faz".

Acho o Nuno um sábio, porque ele é capaz de passar as coisas com clareza, simplicidade e objetividade para todo mundo. A maneira simples como expõe suas ideias, o jeito com que conversava comigo, é uma lição de vida. Nunca teve uma enganação, nunca! Quer fazer, faz, não quer, não faz. Não tem segredo. E eu acreditava mesmo, fazia. Ficava de ponta-cabeça e, quando entravam no quarto e eu estava plantando bananeira, perguntavam: "O que você está fazendo?". Respondia tranquilo: "Estou trabalhando".

Quando conheci o Nuno eu já tinha 46 anos. Se tivesse começado antes, Nossa Senhora! Tenho certeza de que ele teria muitas coisas para fazer comigo e eu teria muitas coisas para fazer com ele, mas foi maravilhoso do jeito que foi. Eu falo de vida. Só posso dizer que os ensinamentos que ele me deu não têm preço.

A tranquilidade e a certeza do que fazer foi o Nuno quem me deu. Talvez eu já tivesse isso adormecido dentro de mim e ele descobriu e me deu o rumo. Por isso acho que sou um exemplo. O Nuno me ensinou que não existe idade. Não me considero velho, mas, como diz meu filho: "Pô, pai, já é meio século, tem muita história para contar"...

Ariel Adjiman,
Empresário

"Tornei-me uma pessoa mais calma. É raro hoje ter um ataque de nervos."

Ao chegar aos 50 anos estava me sentindo velha, cansada, estressada, mal de cabeça. Em uma dessas minhas crises em que ficava nervosa e chorona, uma amiga me falou que estava começando a fazer um trabalho com o Nuno Cobra. Não dei muita atenção, continuei na minha, mas logo achei que essa minha amiga estava visivelmente melhorando, começando a correr, a emagrecer, a ser uma pessoa mais calma.

Procurei o Nuno e falei que estava me sentindo péssima, que gostaria de fazer alguma coisa mais séria, mas que não queria me prender a nada com horários e obrigações porque o problema é que eu sempre colocava o trabalho na frente – e não é que eu inventasse trabalho. Tenho uma função em que posso ficar doze horas dentro da fábrica e quando sair ainda vai ter coisa para fazer. É um negócio de responsabilidade e sempre dediquei tempo total para isso.

Como sempre trabalhei muito, nunca tive cabeça para fazer nenhuma atividade física. Sabia ser necessário, mas fazia uma caminhada vez ou outra, nos finais de semana. Tinha o máximo cuidado com a osteoporose, pois minha mãe tem a doença muito acentuada, então já vivia preocupada. Cuidava bem disso com medicação, exames periódicos, quer dizer, eu sempre soube dos riscos, mas acontece que era muito amarrada ao trabalho, a tal ponto que podia me definir como *workaholic* total. Eu trabalhava de manhã até a noite. Às vezes, começava às 7 da manhã e ia até a meia-noite...

Então a primeira coisa que o Nuno me falou foi que eu tinha que dedicar algum tempo para mim, senão não haveria jeito de me sentir satisfeita, e propôs que eu fizesse algo mais que não fosse só trabalhar. Começamos a ter encontros semanais. O Nuno vinha à minha casa, eu falava das minhas coisas, como se ele fosse um terapeuta. E ele me botava na cabeça que eu deveria caminhar, correr... Toda vez que vinha, ele me falava disso.

O Nuno queria que eu fosse todo dia a uma praça ou ao Ibirapuera. Ensinou-me a abraçar uma árvore, a admirar um pássaro, uma coisa boa para a minha cabeça. Depois disso, sim, dizia ele, é que eu poderia ir trabalhar. E também me aconselhava a tomar cuidado para jamais voltar a viver naquele moto-contínuo.

Para ser franca, demorou muito para eu conseguir isso. Eu até vestia a roupa para andar, mas, quando chegava perto do Ibirapuera, achava que já era tarde. Lembrava-me de que tinha duas mil coisas para fazer e virava o carro rumo ao trabalho. Isso durou muito tempo. A minha sorte é que o Nuno nunca me forçou a nada e reagia a essa minha resistência com a maior delicadeza, com boas palavras, até que comecei a ir num dia, no outro a ir mais um pouquinho, na outra semana mais e mais, até que fiquei obcecada pela corrida.

O programa consistia em caminhar em qualquer local que tivesse muitas árvores. O Nuno insistia muito para que fosse um esforço bem conveniente ao meu estado inicial, que tinha que ficar sempre em equilíbrio de oxigênio, com a frequência cardíaca bem baixa. Posteriormente ele me colocou uma leve corrida. Era uma espécie de trote. Comprei um pulsímetro e achei interessante controlar meus batimentos cardíacos.

Ele mexeu totalmente na minha alimentação. Cortou as gorduras a quase zero. Ele dizia que no carrinho de supermercado não tinha que ter latas de óleo. Então também comecei a refogar a comida apenas com água, o que fica muito bom, principalmente se acrescentarmos algumas ervas. Eu comia de tudo, inclusive carne vermelha. Claro que não foi uma mudança rápida. Ele sempre dizia que tudo devia ser gradativo e era tão convincente que foi fazendo a minha cabeça.

Confesso que adorava comer tudo errado e hoje, por mais que goste, sinto que aquilo faz mal e que é importante não comer aquela coisa. Mas nada foi fácil. Por sorte, nunca fumei. Mas bebo socialmente, um uisquinho ou um vinho. Café, o Nuno me ensinou a só tomar um "trisco" da xícara e insistiu muito dizendo que o café deve ser servido sim, faz parte do ritual de receber uma pessoa, mas você tem que tomar só um dedo, cheirar, sentir seu aroma, o que para ele é o maior prazer, e acabou. Tentar não se envenenar, porque é mesmo muito tóxico. Aliás, como também é o chocolate, que adoro, mas hoje evito. Antes, comia caixas de chocolate à noite, tentando acalmar a ansiedade.

Foi uma dificuldade mudar a alimentação, uma batalha, você tem que querer. Tudo na vida você tem que querer muito. Então num dia eu tirava o óleo, no outro, a carne, e assim foi aos poucos. Esse trabalho em que ele vinha uma vez por semana durou mais ou menos uns dois anos. Era um dia sagrado para mim. Nessa ocasião, emagreci muito mesmo. Mudou totalmente a minha silhueta. As pessoas falavam que o meu corpo era outro, até minhas pernas tinham mudado.

O surpreendente é que ele nunca fez nem uma caminhada comigo, nada, nada. Eu estranhei muito no início porque na minha cabeça eu achava que ia começar um trabalho onde teria um *personal trainer* para me acompanhar. Mas o Nuno nunca fez esse papel porque, dizia ele, não era essa a sua função. Sua função era, sim, fazer a minha cabeça para que eu fosse e fizesse tudo sozinha. Imagine a força que tem uma pessoa para conseguir isso de alguém. Mas ele confia que em três meses as pessoas começam a perceber as mudanças e aí não param mais. E é isso mesmo o que acontece.

Sempre falei para o Nuno que precisava dormir nove, dez horas, para me sentir realmente bem, mas tive fases de insônia, acho que todas as pessoas têm. Só que meu sono melhorou muito com a corrida diária. Antes eu deitava e não conseguia dormir, tinha muita dificuldade, e quando entrei nesse ritmo de ter uma atividade física, aí sim, era deitar e dormir.

Entre aquela Ruth deprimida e essa nova Ruth que estou descrevendo passaram-se uns seis meses até eu começar a entender o que é o trabalho do Nuno, a importância de um exercício, o que a corrida faz a gente sentir, para eu acreditar enfim em tudo aquilo que ele falava.

Correr, por exemplo, me dá uma sensação muito boa, me sinto leve, solta, livre. O melhor de tudo, porém, é o final da corrida, uma sensação tão boa que me acompanha o dia inteiro.

E correr já é uma coisa que faz parte da minha vida. A preguiça existiu no começo. Hoje, dedico uma hora por dia, quase todos os dias. Nunca uma desabalada corrida. O Nuno sempre foi muito claro ao dizer que tem que ser aquela corrida constante, com a marca do pulsímetro acusando a frequência cardíaca ideal para o meu caso, esse é o máximo a que devo chegar. Ele nunca quis que corresse muito rápido. Quando comecei, queria sair correndo igual às pessoas que eu via. Ele falava: "Olha, se você correr assim, depois de dez minutos não vai aguentar, vai ficar esbaforida. Não é esse o trabalho aeróbico. Você tem que ir no seu ritmo para conseguir fazer o tempo total". Depois de oito meses, eu já corria quarenta minutos contínuos e mais rápido, sem ter que intercalar com a caminhada. E corro muito bem.

Mudei muito. Para começar, sou mesmo a primeira pessoa da minha agenda. Acho que as coisas boas da vida ficam para sempre e tudo aquilo que o Nuno falou entrou na minha cabeça. Muita gente pode ter uma prática espiritual, tem muito livro de autoajuda que recomenda coisas que você pode fazer espiritualmente, mas o Nuno diz que só isso, sem um trabalho corporal, não resolve nada e eu concordo com ele.

É difícil definir o trabalho do Nuno. Ele não é um treinador físico, não é um *personal trainer*, ele é uma pessoa espiritualizada, isso sim. Para mim, ele é um pouco guru, um pouco terapeuta e consegue fazer a cabeça das pessoas. Ele foi capaz de transformar o Ayrton Senna, conseguiu maravilhas com tantos atletas. Ele é um mestre, na verdade, o primeiro que apareceu no Brasil. Seu trabalho é completamente diferente. Ele é uma pessoa capaz de ouvir suas queixas emocionais, dar sua opinião e orientar. Acho que ele ajuda todas as pessoas.

O trabalho de relaxamento que ele faz é maravilhoso, em alguns minutos você se sente uma outra pessoa. Com ele aprendi a relaxar. Eu tento dar uma parada de quinze minutos depois do almoço, como ele me ensinou, sentar e pensar em coisas boas. Quando volto desse rápido relaxamento, já volto bem diferente.

Meu cardiologista vibrou com o meu emagrecimento. Meu coração é outro, parece que ficou mais potente. Você ganha fôlego e aguenta melhor as emoções e os aborrecimentos. Não tem mais aquela taquicardia a cada estresse que precisa enfrentar. Tornei-me uma pessoa mais calma, é muito raro hoje ter um ataque de nervos.

Mas não é fácil mudar quando já se tem 50 anos. Nessa idade já temos hábitos criados. Vejo pessoas na minha idade que não mudam nada e se tornam problemáticas. Tem muita gente que fica velha aos 50 anos e assume a velhice.

Hoje penso como foi importante conhecer o Nuno e quanto o seu trabalho me ajudou, inclusive a enfrentar a menopausa. Havia dias que eu tinha dor de cabeça e ele sempre falava: "Vai para a pista". Eu ia. Começava uma corrida e, quando acabava, não sabia onde tinha ficado a dor de cabeça. Correr oxigena o cérebro e passa mesmo, isso é real. Depressão também não resiste a uma corrida. Você começa deprimida e acaba eufórica. Mas tenho poucas doenças, graças a Deus. A osteoporose não existe. Acabei de ir a uma médica e ela viu a minha idade na ficha e falou: "Nossa, seus ossos estão ótimos". Tive sorte, apesar de começar tarde.

Hoje o meu barato é a corrida. Tem uma pracinha aqui perto e quando chove uso esteira, mas não deixa de ser uma coisa monótona. A diferença entre correr em parque ou praça ou ambiente fechado é muito grande. Fora, dá a sensação de liberdade, até de juventude, além de fazer muito bem para a cabeça.

Já se passaram nove anos da época em que conheci o Nuno. Sinto-me hoje muito mais jovem e mudei até em relação ao trabalho. Não penso mais só nisso, já tenho vontade de fazer outras coisas, os meus valores foram se alterando. Minha jornada vai das 13 às 19 horas. Mudei tanto e foi tão bom o que aconteceu comigo que tento passar isso para outras pessoas. O que não é nada difícil porque quem me vê logo nota que vivo bem e estou sempre animada.

Ruth Schenkman,
Empresária de moda

"O método trouxe o benefício extra de me tornar um líder mais competente."

Cheguei à posição de presidente de multinacional muito jovem, com 36 anos. Antes disso fazia algum tipo de atividade física, frequentava academia, dava uma corridinha, mas não tinha muita disciplina.

Não ter uma atividade física regular sempre foi meu ponto fraco, até por causa da minha personalidade. Sou um indivíduo altamente introvertido e vivo imerso em meu mundo interior; então, nunca fui um atleta. Desde menino não jogava muita bola nem praticava esportes. Preferia ler. Cultivei muito na minha adolescência uma visão de mundo baseada no cinema, nos livros e amigos. Poucas amizades, aliás. Sempre fui um indivíduo restrito, independentemente da minha situação profissional ter progredido.

Nunca tive problemas graves de saúde. No entanto, quando procurei o Nuno, no começo de 1997, estava passando por um período de alto estresse no trabalho, me sentia cansado e no *check-up* anual que fazemos na empresa já fora detectada uma hipertensão.

Tiro férias normalmente, mas tem épocas em que trabalho catorze horas por dia, além de viajar muito nos finais de semana. Mas, definitivamente, não sou um *workaholic*. Só que comecei a notar indícios de uma indisposição para lidar com as situações de pressão pelas quais estava passando. E como sou mais retraído, estourava para dentro.

A forma como manifestei mais claramente esse descontentamento comigo foi na qualidade do sono, acordando às 3h30, 4 horas da manhã, ficando com uma ou duas horas de insônia, algo que começou a se repetir. Lógico que, dormindo mal, eu ficava mais irritado e cansado e de manhã, na hora de ir para o trabalho, tinha sono. Até ajustar o meu corpo à demanda do dia a dia teve uma certa perda de produtividade.

Como tenho muita energia, consegui segurar com uma alta performance. Mas percebi dentro de mim que algo poderia acontecer. Então, antes que acontecesse, meu sentido de preservação despertou essa necessidade de "olha, está na hora de fazer alguma coisa por você mesmo como pessoa".

Eu já tinha frequentado academia antes de chegar na posição de *top* executivo. Então eu já conhecia e sabia do que não gostava. O trabalho físico desse tipo é muito voltado apenas para o exterior. Eu sentia falta de uma certa densidade nas relações, é um ambiente bastante festivo e superficial ao extremo. Então aquele meu lado de resgate do menino introspectivo, com uma série de valores que gosta de cultivar, claro que na academia não tinha a menor chance de se manifestar.

Quem me ajudou a encontrar o endereço do Nuno foi minha esposa. Ela também sentia que eu estava precisando procurar alguém e me ajudou a localizá-lo. Marcamos uma entrevista e a primeira lembrança que tenho do Nuno foi um abraço afetuoso, uma coisa que não é muito comum entre homens. Ainda mais num primeiro contato.

Nesse dia lhe descrevi como estava me sentindo pouco criativo, além do cansaço de acordar quase sempre com sono devedor. E falei também que não queria um método que dependesse de um local, de uma única pessoa, que tivesse muita rigidez, porque viajo demais e precisaria ganhar autoconhecimento e serenidade para atuar em situações de conflito. Disse-lhe ainda que queria algo mais além de um condicionamento físico, o que também era muito importante para mim.

O Nuno falou então que tinha um método de trabalho que se adaptaria muito bem ao meu estilo de vida, mas não entrou em detalhes. Só disse: "Olha, se você veio aqui para ficar bonito pode ir embora porque já acho você bonito. O meu método não é para deixar a pessoa bonita, isso é coisa de academia". Eu respondi: "Não, não, pelo amor de Deus, estou procurando outra coisa". Eu também não estava interessado em detalhes, queria era mais saber que apito ele tocava, quem era ele no mundo, quais seus valores, mais do que ouvir algo objetivo. Se fosse assim, teria vários outros profissionais no mercado à disposição, pessoas dispostas a convencer objetivamente qualquer um sobre qualquer coisa. Ele, não, comigo ele foi subjetivo, talvez mais subjetivo do que na média. E, para mim, isso foi bom.

O passo seguinte foi conhecer a Silvia Risette, sua discípula e assessora, de quem ele disse que daria um jeito em mim e com quem de fato desenvolvi um cotidiano de trabalho que começou suave. Ela soube explorar o meu desenvolvimento gradativamente e me estimular o tempo todo. Fiz aqueles exames médicos necessários para saber como eu estava e ela me falou: "Você não está aqui para correr. Você vai andar tantos minutos dentro de uma determinada frequência cardíaca". Eu vinha de quatro anos sem atividade física. Então o primeiro elemento novo foi aprender a utilizar o pulsímetro (aparelho que mede a frequência dos batimentos cardíacos). Eu só tinha visto atletas usando aquilo.

O Nuno é *low profile*, ele não chega e lhe dá um pacote pronto. Então não tive que mexer na alimentação logo de início. Eu comia basicamente tudo e, na vida de um executivo, tudo quer dizer o quê? O que dá para ser feito entre a série de compromissos assumidos e isso, com o tempo, comecei a mudar. Porque, se deixar, a minha agenda é cheia durante o dia e a noite. Hotéis, viagens internacionais, muitos eventos. Isso me aborrece um pouco, mas aprendi a gerenciar, apesar da minha vocação natural não ser essa.

O começo do trabalho é bastante simples e a simplicidade geralmente irrita as pessoas que têm expectativas de soluções rápidas. Eu não fiquei irritado. Sabe qual foi o meu primeiro benefício? Ganhei um tempo do dia para refletir sobre a minha vida enquanto caminhava. Eu nunca tinha tido quarenta minutos para mim. Nunca! Então comecei a caber dentro da minha própria agenda.

Essa caminhada escolhi fazer no final do dia porque de manhã praticamente não funciono mesmo para atividades físicas. A minha cabeça tem uns transístores meio fora do lugar, então não adianta. No fim de tarde, já estou legal. Resolvi então inserir isso em minha rotina antes de voltar para casa e fiz esse trabalho no Clube Pinheiros e no Ibirapuera, que é o "escritório" da Silvia; na verdade, um banco embaixo de árvores seculares onde nos encontrávamos no parque. E o primeiro benefício que tive, antes até de me aperceber de qualquer outra coisa, foi: "Eu existo, essas árvores estão aqui, lindas, e tem lua, tem pássaros". Você já notou quantos dias passam sem a gente se dar conta? É chocante! É por isso que falo que a simplicidade, de tão simples, irrita os olhos de quem não quer ver. Fazer alongamento em árvore? Havia quantos anos não sentia a textura de uma árvore? Você vai alongar e sente o caule, a mão fica suja, sente os veios da árvore... Isso me fez retomar uma série de coisas da minha infância. Cheiros que talvez eu já tivesse perdido e que recuperei num parque. Eles estão lá. Lá no Pinheiros à noite, quando termino a minha prática, tiro o tênis e caminho na relva, é gostoso.

No ano em que comecei o treinamento, tive que passar três meses na França a trabalho. Eu já estava caminhando um período maior e a recomendação era a seguinte: "Vou lhe dar uma faixa cardíaca e você vai começar a andar mais rápido para continuar dentro dela". Ao final dessa fase, entrei no que ele chama de corrida intermediária e nós chamamos de "corridinha sem vergonha". É um trotezinho, porque só a caminhada já não era suficiente e a corrida ultrapassava a faixa cardíaca programada. Fiquei uns oito meses nisso e esse é o período crítico, porque, segundo ele, muita gente não suporta, não tem paciência para isso, já quer sair correndo de uma vez.

Só depois de ter acostumado meu corpo a uma atividade simples como essa, com alongamento, caminhada, é que passamos a trabalhar a alimentação. E ele não chegou com nenhuma visão salvadora da pátria, nem com restrições. A Silvia falou: "Vou lhe dar algumas dicas legais para você se alimentar". Desde o café da manhã, no qual eu deveria tomar bastante iogurte e comer cereais, o que é superimportante. Eu adoro pão e café com leite e ela me falou: "Não precisa cortar, mas saiba que não é a melhor parte do seu café da manhã. E você não precisa tomar suco de frutas, necessariamente. Se comer a fruta será melhor, pois ainda terá o benefício de suas fibras".

Eu comia e gostava bastante de carne vermelha. Não parei totalmente de consumir, mas reduzi bastante. Eventualmente, se estou num churrasco, eu como, mas se o impulso tiver que vir de mim, já evito. A verdade é que não teve nada que eu tenha sentido realmente como um problema. E logo as pessoas me olhavam e comentavam: "Nossa, como você está emagrecendo, não?". Nunca fui gordo, mas nesse processo todo emagreci 7 quilos: pesava 77 e hoje peso 70. Emagreci 10%, é bastante. As perguntas eram inevitáveis: "O que você está fazendo que está emagrecendo a olhos vistos?". Eu respondia: "Estou mudando a minha alimentação, fazendo atividade física, gastando mais energia". E chegava ao final do dia muito mais cansado fisicamente, não mentalmente, isso é uma diferença enorme.

O meu sono melhorou muito, mas ainda está longe do ideal, pois tenho sono muito leve. Eu até brincava com a Silvia, falava: "Olha, às vezes ainda tenho insônia, mas hoje, quando acontece, sou um insone feliz". Ela morria de rir: "Mas o que é que você quer dizer com isso?", perguntava. "É que às vezes acordo e estou tendo ideias tão fantásticas que não quero dormir mais." Então acho que a qualidade da minha insônia mudou.

O sono foi progressivamente melhorando. Uma vez ou outra tenho insônia; quando tenho, não me cobro, não me penitencio por aquilo, sabe? "Ah, tenho que dormir", como tenho que dormir se eu acordei? Então vou fazer alguma coisa boa, ter bons pensamentos. Eu me cobrava, no período em que procurei o Nuno, de ficar rolando na cama. Ia para a sala para não acordar minha esposa, ficava lendo revistas que já havia lido ou o jornal de ontem, um lixo total, não é? Quando aceitei que a insônia fazia parte de mim e que eu teria que lidar com esse dado, acho que já diminuiu bastante o peso. Não brigo mais com a insônia; aliás, não brigo mais comigo. Se durmo só sete horas, por exemplo, é muito bom, me sinto superbem; naquela época, muitas vezes eu dormia apenas cinco horas.

Acabei incorporando parte da ideia de ter que dormir cedo porque o metabolismo necessita fazer o "restauro da máquina", como diz o Nuno. De fato, na média, vou me deitar bem mais cedo do que era meu hábito: 10h30, 11 horas, estou indo para a cama. Fico com vontade de dormir.

Sou bastante intuitivo, tenho boa percepção e me relaciono com o Universo de uma forma espiritualizada, sensorial. É uma energia que tenho, é muito forte, é real, mas não sei dar nome a isso. O Nuno me chamou a atenção para esse aspecto, desde observar a natureza, que é um elemento forte, até propor alguns exercícios para criar um mundo interiorizado, de ambientes legais. Hoje a gente não cria um espaço virtual no computador? Então, no método do Nuno, tem uma parte que é criar um ambiente virtual, fazendo a visualização de um local seu, secreto, em que se pode colocar toda a natureza, o esplendor e a liberdade de ser totalmente você ali. É um ponto interno de conforto, porque a gente perde isso desde o dia em que nasce. É um pouco como criar um refúgio – eu chamava isso de Pasárgada – aonde chego por meio de um processo de respiração e meditação: de olhos fechados, me concentro na respiração e depois começo a imaginar esse cenário virtual. Você faz esse caminho e coloca lá o que ou quem quiser e, de certa forma, quase que esse lugar se concretiza.

Tenho uma prática de me recolher, só que isso não é uma coisa agendada. Em determinados momentos, por exemplo, quando tenho que esperar um avião que atrasou, eu pego e resgato isso, "ah, vamos viajar um pouco pelo meu mundinho", dar uma passeada, ver como é que estou, se me distanciei dele ou não. O dia a dia nos puxa numa direção oposta e a vida é essa dicotomia, essa luta entre o eu idealizado e o que você é na prática. Não tenho pretensão de querer ser aquilo que idealizei sobre mim mesmo. Não vivo essa fantasia, mas me olho em relação a isso, procurando saber quais virtudes e parâmetros de qualidade coloquei ali. Então serve até como *feedback* para ver se a brutalidade do cotidiano está me afastando dali. Isso já é mais uma criação minha despertada pelo trabalho com o

Método Nuno Cobra. Aliás, acho que ele foi muito legal comigo, pois sempre percebeu que eu tinha um potencial para trabalhar determinadas áreas e teve a sensibilidade de dar a infraestrutura para que, a partir daí, eu trabalhasse sozinho. Então, uma grande qualidade do seu método é esse respeito pela pessoa. Ninguém chega querendo dominar você ou impor nada. Toda semana eu apresentava a planilha em que punha desde dados pessoais, como tinham sido os meus dias, com informações bem verdadeiras. Se tive insônia, se não tive, punha a quantidade de horas de sono, como estava a temperatura, minutos de treinamento, quantos metros fiz, etc. Nisso, as minhas planilhas sempre foram exemplares, porque sabia ser muito importante para que eles me monitorassem. Hoje faço minha corridinha diária com o tempo mínimo de 25 minutos, na faixa cardíaca que me fora estipulada; uma vez por semana tenho orientação para uma corrida um pouco mais forte e de 40 ou 45 minutos.

Alimentação, sono, necessidade de movimento, contato com a natureza foram valores novos que incorporei à minha vida e todo valor tem algo de perene. Então, deixa de ser uma prática para ser uma parte de você mesmo. Isso está incorporado.

Sei que já influencio muitas pessoas na mesma direção. Então, além do que fiz por mim, percebo várias pessoas se mobilizando, até pela posição de liderança que ocupo, e vejo que passo a ser um padrão de comportamento também para os outros.

Hoje tenho o trabalho do Nuno na empresa, que, juntamente com a Silvia, orienta meus funcionários como fizeram comigo. Mandei construir na empresa uma pista de treinamento.

A verdade é que o Método Nuno Cobra acaba suscitando uma série de reflexões. Você começa a ter um comportamento muito mais ecológico na forma de ser, nas suas relações com as outras pessoas, no instinto de preservar. Hoje acho que consigo gerenciar conflitos com mais tranquilidade, tenho a capacidade de ouvir situações antagônicas e me colocar bem dentro das ambiguidades, o que já era uma característica minha, mas acredito que agora faço isso com muito mais calma. O método me trouxe o benefício extra de me tornar um líder mais competente.

Carlos Alberto Felippe,
Presidente da Astrazeneca do Brasil

Encantador é cada momento

Capítulo XI

Quis fazer deste livro uma oportunidade de você refletir intensamente sobre os profundos mecanismos de vida e perceber o seu verdadeiro significado.

A vida lhe foi oferecida nessa espantosa sincronicidade do Universo, na qual você desenvolveu um verdadeiro triatlo com tantos milhões de outros concorrentes e se fez vencedor. Você é absolutamente único e constitui uma experiência que nunca mais será repetida.

Carrega no bojo da vida esse algo extraordinário que o fez vencer tantos milhões de indivíduos – quase a população de todos os países da Europa juntos – que com a mesma garra e vontade nadaram, correram e no supremo esforço de ganhar a vida perderam para você, que fecundou o óvulo e se constituiu pessoa vitoriosa, premiada com a vida.

Está então no seu cerne esse extraordinário potencial de luta, de otimismo, de garra e de vencedor. Você possui essa força estupenda, raiz de sua verdadeira existência. Deus o fez gigante como seu representante na Terra para que tirasse da essência da vida essa força espantosa capaz de tudo enfrentar e tudo desenvolver. Ele lhe deu esse acreditar perene em suas possibilidades infinitas.

Busque com todas as suas forças essa verdade incontestável do divino que você é. E, se você não acredita em você, acredite em Deus, que fez você à sua imagem e semelhança e proporcionou essa espantosa oportunidade de você exuberar diante da vida, vibrando a cada instante com toda a intensidade.

A vida é uma passagem gloriosa de uma oportunidade imperdível. Nada vale a pena se não se puder usufruí-la em todo o seu esplendor e encantamento, por isso pense longe, pense alto e dignifique seu direito de viver completo e completamente liberto.

Deus lhe deu o passaporte da vida e salvo-conduto pelo livre-arbítrio, por isso a felicidade existe e depende somente de você. Faça sua vida direcionada para a verdade e para a felicidade; afinal, a felicidade é química. Temos de trabalhar constantemente, levando nossa mente a se orientar no sentido de buscar sempre pensamentos que a otimizem.

A felicidade é algo que faz parte da embalagem da vida. Temos de fazer valer a vontade do Criador, que não quer ver sua obra máxima triste e derrotada. Ele o fez para ter saúde, sucesso, otimismo e felicidade. Ele o quer querido e alegre, saudável e feliz. Perceba quanto você é bendito por ter sido escolhido para esta viagem sem par, capaz dos sentimentos mais puros e grandiosos.

Que por meio dessa reflexão você possa ter entendido sua força e suas perspectivas infinitas de uma vida plena e de como você é maravilhoso.

Perceba a vida! Sinta-a presente em todo o seu corpo e tome conhecimento denso e profundo dela com essa fantástica experiência que está à sua frente agora...

Nada é mais importante que viver o momento presente intensamente, porque essa é a verdadeira vida. Comemore essa dádiva imensa de saúde, de sua encantadora família, de seus amigos. Pais valorizando seus filhos, essa magia da vida; os filhos concentrando em seus pais, fato primeiro da possibilidade dessa experiência de viver. A esposa saudando seu companheiro e valorizando sua existência. O marido saudando essa imensa força que recebe dela.

Veja quantas coisas boas já temos para agradecer e quantas outras maravilhosas ainda nos aguardam em cada alvorecer. Busque a felicidade! Como já dizia um poeta, talvez no século XIX: "Felicidade, árvore frondosa de dourados pomos. Existe, sim, mas nós nunca a encontramos porque ela está sempre *apenas* onde nós a pomos, e nunca a pomos onde nós estamos...". Palavras sábias e encantadoras.

Então coloque a felicidade ao seu alcance e a saboreie na mais esplêndida conquista, a maior de toda a nossa vida. Dê-se conta desse privilégio e o use ao máximo. Não deixe nada para depois. O momento é sagrado e constitui a única maneira de se viver intensamente. O passado é algo que não mais existe – já se foi. Serve apenas como referência. Da mesma maneira, o futuro também não existe, pois quando ele passar pelo presente você estará ausente pensando no futuro. Muitas pessoas realmente não vivem, porque estão ausentes da vida que passa encantada à sua frente. O presente é uma dádiva de Deus. É o momento que espera ser vivido.

Por isso não pense, faça! Por isso não pense, viva! Por isso não pense, curta! Não é uma discussão filosófica falar sobre a importância de se estar no presente vivendo o momento; é questão de inteligência, porque não existe outra forma de se viver realmente.

Então viva cada maravilhoso momento que lhe é oferecido, porque ele passará célere... Curta ao máximo, porque ele é sempre único. E sempre maravilhoso! Mergulhe em cada um deles intensamente, porque é a única possibilidade concreta que a vida lhe oferece. Viva intensamente esse momento grandioso que passa agora sobre sua cabeça! Respire fundo... Deixe-o penetrar pelos seus poros.

Não fique nunca à espera de momentos célebres, porque célebre é o momento!

Se você vivenciou alguma mudança de atitude depois da leitura de *A semente da vitória* ou conhece alguém que conseguiu se transformar, envie-nos, por fax ou e-mail, o seu telefone e um relato dessa mudança.

O objetivo é publicar, em meu próximo livro, histórias de sucesso de quem acreditou ser capaz e mudou sua vida para melhor.

Fax: (11) 3064-5820

E-mail: marketing@nunocobra.com.br